MANUEL
DU BOUVIER,

DU

MARÉCHAL-EXPERT

ET DU BERGER,

CONTENANT L'ART DE CONNAÎTRE, D'ÉLEVER ET DE GUÉRIR

LES CHEVAUX,

LES BÊTES A CORNES, LES MOUTONS,

LES CHÈVRES ET LES COCHONS;

Renfermant des remèdes infaillibles, d'une exécution facile et peu coûteuse, pour les maladies les plus fréquentes de ces différens animaux.

ÉDITION AUGMENTÉE DU

CONSERVATEUR DES ABEILLES,

TRAITÉ UTILE ET CURIEUX.

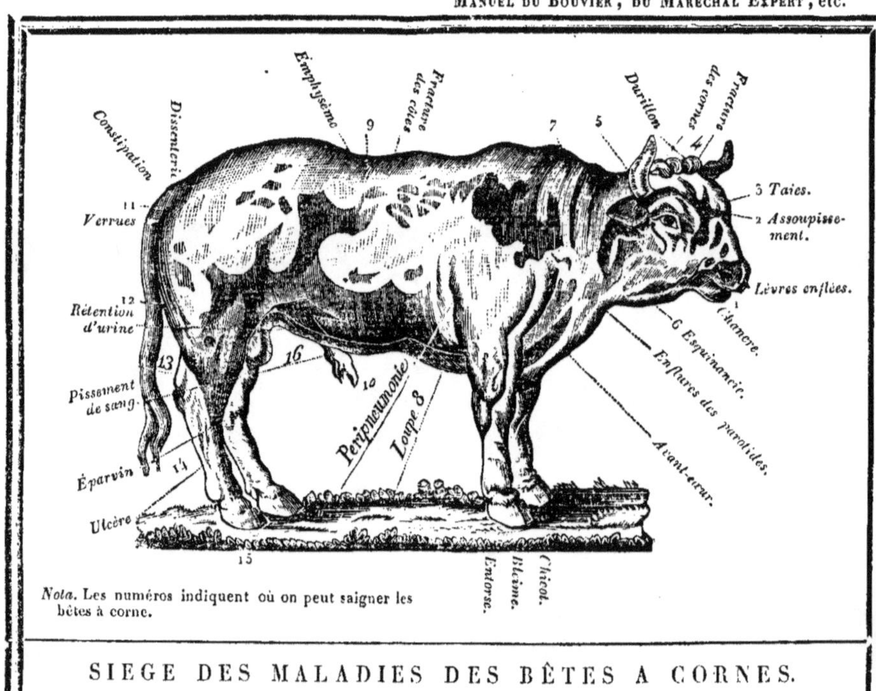

Nota. Les numéros indiquent où on peut saigner les bêtes à corne.

SIEGE DES MALADIES DES BÊTES A CORNES.

MANUEL
DU BOUVIER,
DU
MARÉCHAL-EXPERT
ET DU BERGER,

CONTENANT L'ART DE CONNAÎTRE, D'ÉLEVER ET DE GUÉRIR

LES CHEVAUX,

LES BÊTES A CORNES, LES MOUTONS,

LES CHÈVRES ET LES COCHONS;

Renfermant des remèdes infaillibles, d'une exécution facile et peu coûteuse, pour les maladies les plusfréquentes de ces différens animaux.

ÉDITION AUGMENTÉE DU

CONSERVATEUR DES ABEILLES,

TRAITÉ UTILE CURIEUX.

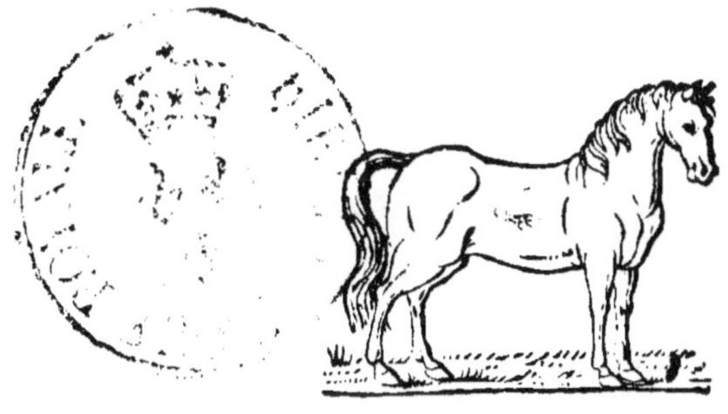

A PARIS,

Chez DELARUE, Libraire, Quai des Augustins, N.º 15;
Et à LILLE, chez CASTIAUX, Libraire.

Imprimerie de **BLOCQUEL**, à **LILLE**.

MANUEL DU BOUVIER,
DU MARÉCHAL-EXPERT
ET DU BERGER.

DU TAUREAU, DE LA VACHE, DU BŒUF ET DU VEAU.

LE *taureau* est le mâle ; la vache est la femelle ; le *bœuf* est un taureau mutilé ou châtré ; les petits se nomment *veaux* ; on nomme *génisses* les jeunes femelles.

Le taureau, ou l'animal destiné à la propagation de l'espèce, doit être gros, bien fait et en bonne chair, ayant l'œil noir, le regard fixe, le front ouvert, la tête courte, les cornes grosses, courtes et noires ; les oreilles longues et velues ; le muffle grand, le nez court et droit, le col charnu et gros, les épaules et le poitrail larges ; les reins forts, le dos droit, les jambes grosses et charnues, la queue longue et bien garnie de poils ; le fanon pendant jusques sur ses genoux ; l'alure ferme et sûre, le poil rouge, et de l'âge de trois ans jusqu'à neuf.

Le choix de la vache ne mérite pas moins d'attention que celui du taureau. Il faut, pour qu'elle puisse donner de belles races, qu'elle soit de quatre ans jusqu'à neuf, docile, forte, élevée dans les montagnes fertiles en pâturages, ou dans les plaines, éloignées des eaux marécageuses ; que les os du bassin soient évasés ; la tête ramassée, les yeux vifs, les cornes courtes et fortes ; l'espace compris entre la dernière fausse côte et les os du bassin un peu long ; le poitrail et les épaules charnues , les jambes grosses et tendineuses, la corne bonne , le poil rouge et uni.

Le temps de la monte ou de la chaleur commence en avril, et dure jusqu'à la fin de juillet. La vache mugit alors fréquemment , et avec plus de force que dans les autres temps ; elle saute sur les vaches, sur les bœufs, et même sur les taureaux ; la vulve est gonflée et saillante en dehors. Le taureau , à cette époque , est indocile ; on doit le ménager si on veut obtenir une race forte et vigoureuse ; il doit être nourri à l'étable avec un mélange de paille et de foin. Il est encore essentiel , pour empêcher la dégénération de l'espèce , de croiser les races en les mêlant , et surtout en les renouvellant par des races étrangères : on verrait ainsi bientôt le grand nombre et la belle espèce de bœufs se rétablir en France.

La vache devenue pleine, demande des soins et des précautions. Il faut la défendre de l'intempérie de l'air , telle que la pluie , le froid , les grandes chaleurs ; la faire peu travailler dans les pays où on la met à la charrue : l'empêcher de courir , de sauter les haies , les fossés , et ne lui donner aucun coup : les pâturages gras lui conviennent. Deux mois avant l'accouchement on augmente la nourriture : il se fait ordinairement vers la fin du dixième mois. On doit la séparer des autres vaches , lui donner une bonne litière , la garantir du froid ; un quart-d'heure après l'accouchement , lui donner la farine de froment délayée dans l'eau commune ; la nourrir , pendant huit jours, avec du foin de bonne qualité , et lui donner , pendant ce tems , pour boisson , de l'eau blanchie avec de la farine d'orge; après cela, on la met par dégrés, à sa vie ordinaire.

Quant au veau, il faut le tenir chaudement et commodément : il doit têter aussi souvent qu'il en est besoin, dans les premiers jours de sa naissance; vers le sixième, on le sépare de la mère, dans la crainte de l'épuiser. S'il doit être livré au boucher, on ne le laisse têter que trente ou quarante jours; si, au contraire, il est destiné à la charrue, il doit têter trois ou quatre mois. Beaucoup de veaux meurent des coliques qu'ils éprouvent peu de tems après leur naissance; souvent ils périssent au bout de peu d'heures qu'ils en sont attaqués. Nous ne parlons point de la colique qui accompagne un dévoiement dyssentérique, qui, dans certaines années humides et froides, détruit beaucoup de ces animaux, mais seulement de la colique simple, qu'on doit attribuer à l'usage du lait cru, ou à d'autres mauvaises nourritures.

Si les boissons et les lavemens adoucissans, rafraîchissans, avec le son, le miel, le nitre, ne les guérissent pas promptement, il faut se hâter de leur faire prendre quelque laxatif ou du laudanum, ou même encore les deux ensemble. Par exemple, il est à propos de leur faire prendre plein une cuiller à thé de laudanum, et ensuite environ trente grains de soufre, ou de sel de nitre en poudre, que l'on mêlera dans du lait, ainsi que le laudanum. Le soufre ou sel de nitre sera réitéré au bout de six heures; ce qui se fera encore le jour suivant, si la colique subsiste, malgré l'usage répété des boissons et des lavemens.

Le premier hiver est le tems le plus dangereux de la vie du veau, et par conséquent celui où il demande plus de soins. On doit le sevrer par dégrés; on lui donne, en commençant, du

foin choisi ou de la bonne herbe, afin de l'ac-
coutumer insensiblement à cette nourriture ;
quand il mange, c'est alors le moment de le séparer pour toujours de sa mère. Il ne doit rester au
pâturage qu'une heure le matin ; et autant le
soir, lorsque les froids commencent à se faire
sentir. Il faut le caresser, lui manier souvent
les cornes, et principalement les pieds, ne jamais l'irriter, le contrarier, ni lui donner des
coups ; car l'expérience prouve que les mauvais traitemens rendent ces animaux vicieux et
indociles.

C'est à l'âge de deux ans et demi que l'on pri-
ve ces animaux des organes destinés à la repro-
duction ; l'animal prend alors le nom de bœuf.
Dès-lors on ne s'occupe plus qu'à l'habituer aux
travaux des champs.

Dans les pays pierreux et montagneux, quand
on destine le bœuf à la charette, on l'accoutume, à l'âge de deux ans et demi, à se laisser
ferrer. Il arrive souvent qu'il se soumet à cette
opération dès la première fois : mais s'il est
difficile, c'est de le flatter, de le caresser, d'ê-
tre très patient, de ne jamais le battre ; car ce
serait le rendre furieux et indomptable.

A trois ans et demi, on accoutume le jeune
bœuf au joug, encore par la douceur, la patience et les caresses, en lui donnant, de tems
en tems, de l'orge bouillie, des fèves concassées, et d'autres alimens semblables, dont il est
très-friand. On l'attèle à la charrue avec un autre bœuf de même taille, et qui soit déjà dressé ;
on les conduit ensemble au pâturage, afin qu'ils
se connaissent et s'habituent à n'avoir que des
mouvemens communs. Il faut prendre gardé de
se servir de l'aiguillon dans les premiers momens, dans la crainte de le rebuter et de le rendre indomptable. On le ménagera au travail,

de peur qu'il ne se fatigue trop. Si le jeune bœuf est très-difficile à retenir, s'il est impétueux, s'il donne du pied, ou est sujet à heurter de ses cornes, tous ces défauts disparaissent en attachant l'animal bien ferme à l'étable, et en l'y laissant jeûner pendant quelque tems. S'il est peureux, si la moindre chose l'effraie, le travail et l'âge, en diminuant la crainte, rémédieront à ce vice ; s'il est furieux ; le moyen le plus sûr de le rendre docile, est de l'attacher à une charrette bien chargée au milieu de deux autres bœufs qui aient un pas lent, et de lui donner souvent de l'aiguillon.

Nous n'avons jusqu'à présent, considéré la vache que relativement à son veau ; nous allons voir quels sont les autres avantages qu'on retire de cet animal. La vache est la source première de la richesse du cultivateur ; c'est elle qui répand l'aisance parmi les habitans de la campagne, et qui fournit à la société une grande partie des douceurs de la vie. Les vaches sont utiles, non seulement par les veaux et le laitage qu'elles donnent ; mais il y a des pays où on les met encore au travail et à la charrue, et où on les fait travailler comme les bœufs.

La grosseur du pis ne constitue pas la bonté d'une vache ; il y en a qui l'ont très-petit, et qui, néanmoins, donnent beaucoup de lait ; le pis n'est quelquefois gros que parce qu'il est charnu.

Dans les trois saisons où l'herbe est abondante, la traite des vaches se fait deux fois le jour, le matin et le soir ; en hiver il suffit de la faire une fois seulement. La bonne façon de traire, et de conduire la main depuis le haut du pis jusqu'en bas, sans interruption, ce qui produit une mousse haute dans le seau, au lieu qu'en pressant le pis comme par secousses, le beurre se sépare du lait.

Quand une vache donne peu de lait, c'est souvent la faute des alimens qu'on lui donne. Il faut, dans ce cas, lui en donner de plus succulens, tels que la bonne herbe, la paille d'avoine, le foin, le trèfle, le sainfoin et la luzerne ; par ce moyen, on parvient à augmenter et à entretenir le lait.

C'est aussi souvent aux mauvais pâturages que le lait doit sa mauvaise qualité. Si ce sont des bas-fonds, des marais, le lait participe du mauvais goût de ces herbages, mais, en général, si l'herbes et douce et l'eau bonne, le lait est excellent, est toujours abondant.

Pour être bon, le lait doit être tel que, lorsqu'on en prend une petite goutte, elle conserve sa rondeur sans couler ; et qu'elle soit d'un beau blanc; celui qui tire sur le jaune, sur le bleu ou sur le rouge, ne vaut rien. Sa saveur doit être douce sans amertume, sans âcreté, de bonne odeur ou sans odeur. Le lait est meilleur en mai, en été qu'en hiver ; et n'est parfaitement bon que quand la vache est jeune et saine.

Le lait contient trois parties différentes, la partie butireuse, la partie séreuse et la partie caseuse. Celui qui est trop clair, abonde en parties séreuses ; le lait trop épais est celui qui en manque, et le lait trop sec, n'a pas assez de parties butireuses et séreuses.

Le lait perd ses bonnes qualités, quand la vache est en chaleur, lorsqu'elle approche de son terme, ou qu'elle a mis bas depuis quelque tems : il est aussi de mauvaise qualité, quand l'animal est malade.

Pour connaître l'âge du bœuf et de la vache, on a recours aux dents incisives et aux cornes. Les premières dents tombent à dix mois, et sont remplacées par d'autres, qui sont moins blanches et plus larges. A seize ou dix-huit mois, les dents voisines de celles du milieu , tombent pour faire place à d'autres ; toutes les dents de lait sont renouvelées à trois ans ; elles sont pour lors égales , longues , blanches, et deviennent par la suite , inégales et noires

Vers la quatrième année , il paraît une espèce de bourrelet vers la base de la corne ; l'année suivante , ce bourrelet s'éloigne de la tête, poussé par un cylindre de corne , qui se forme et qui se termine aussi par un autre bourrelet , et ainsi de suite ; car, tant que l'animal vit , les cornes croissent , et tous les bourrelets qu'on observe , sont autant d'anneaux qui indiquent le nombre des années , en commençant à compter trois ans par la pointe de la corne , et ensuite un an par chaque anneau. Il est bon aussi d'observer que les cornes du bœuf et de la vache deviennent plus grosses et plus longues que celles du taureau.

Le bœuf mange vite , et prend , en peu de tems , toute la nourriture qu'il lui faut ; après quoi il cesse de manger , et se couche pour ruminer. Cet animal a quatre estomacs : la *panse* ou *l'herbier* , le *réseau* ou *bonnet* , *le feuillet* ou *myre-feuillet* , et la *caillette* , qu'on appelle encore *franche-mulle*. Il remplit d'abord les deux premiers estomacs, qui ne forment qu'un même sac, d'une très-grande capacité ; après cela il rumine et digère à loisir. La contraction du premier estomac fait passer dans le second une partie des alimens ; celui-ci se contracte à son tour, enveloppe la partie d'alimens qu'il reçoit, l'arrondit , l'humecte , et la dispose à entrer dans l'œsophage où elle reçoit un nouvel acte de déglutition , pour revenir ensuite à la bouche y être broyée de nouveau.

Il est d'observation que les bœufs qui mangent lentement , résistent plus long-tems au travail que ceux qui mangent vîte ; qu'ils sont plus forts lorsqu'on les nourrit au sec, que lorsqu'on les nourrit au vert : ceux des pays élevés et secs sont aussi plus forts, plus vigoureux et plus sains que ceux qui sont élevés dans les pays bas et humides.

Quant au climat, il a une telle influence sur cet animal, qu'il change sa constitution, son caractère et sa structure. La preuve en est dans la différence énorme entre le bœuf anglais et le bœuf italien : celui-ci est petit, lâche ; il a la tête moins ramassée, les épaules moins musculeuses, la poitrine plus étroite, les cuisses et les jambes moins grosses, les pieds plus délicats et moins fermes, tandis que l'autre est charpenté fortement, comme nous l'avons dépeint ci-dessus.

Les pays froids conviennent mieux aux bœufs que les pays chauds ; c'est pourquoi les bœufs de Danemarck, de la Podolie, de l'Ukraine, sont les plus gros ; ensuite ceux d'Irlande, d'Angleterre, de la Hollande et de Hongrie, et les nôtres sont plus petits ; aussi les Hollandais tirent-ils tous les ans des taureaux du Danemarck, pour obtenir de belles races et les croiser. C'est une attention que nos cultivateurs n'ont pas en France, mais que le gouvernement aura pour eux, quand il aura propagé les connaissances utiles à l'agriculture.

La transition subite d'un climat chaud à un climat froid, fait ordinairement éprouver à ces animaux des maladies inflammatoires ; l'arrangement organique, à la vérité, ne change pas ; mais il faut que les solides et les liquides éprouvent une révolution qui les mette, pour ainsi dire, au ton du climat. En général, plus le dégré de chaleur qu'ils quittent, est considérable, plus les affections sont grandes, lorsqu'ils passent sous un climat froid.

DES MALADIES DU BOEUF, DE LA VACHE, etc.

Le bœuf est exposé à un assez grand nombre de maladies internes et externes. Les premières sont, pour la *tête*, l'apoplexie et l'abattement : pour la *poitrine*, l'esquinancie, la toux, la péripneumonie, la courbature, la pulmonie et l'hydropisie de poitrine ; pour le *bas-ventre*, les tranchées ou coliques, les indigestions, la dyssenterie, le dévoiement, le piscement de sang, la rétention d'urine, la suppression, la constipation, la jaunisse, les vers et l'égagrophile.

Quant aux maladies externes, *celles de l'avant-main*, sont : le durillon, la fracture des cornes, l'enflure des lèvres, du col, de la tête ; l'engorgement des glandes de la ganache, les aphtes, le chancre à la langue, le charbon, l'avant-cœur, l'emphysème, la loupe au coude, l'entorse à la bleime. Les *maladies du corps*, sont : la gale, les dartres, les verrues, la fracture des côtes, l'effort des reins, l'œdème sous le ventre et la brûlure. *Les maladies de l'arrière-main* sont : l'effort de cuisse, l'éparvin, la tumeur au jarret, le clou de rue, les chicots et l'ulcère.

On saigne le bœuf : 1.° de la langue, pour l'appétit perdu, pour les ulcères de la langue, et pour les enflures de la bouche et du palais ; 2.° de l'œil, pour les taies, poireaux et blancs sur l'œil, pour les nuages, enflures et eaux qui s'y forment ; 3.° du front, pour les douleurs de tête et autres maux qui y surviennent ; 4.° à la racine de la corne, pour les cornes rompues ou foulées par le joug ; 5.° à côté de l'oreille, pour les foulures et enflures du col ; 6.° au-dessous

de la gorge, pour les étranguillons, l'esquinancie et les sangsues avalées ; 7.° au-dessus du
col, pour le chignon pelé, endurci ou enflé ;
8.° à l'épaule, pour la dislocation ; 9.° au milieu
du dos, quand la peau tient aux côtes ; 10.° du
bas des flancs, pour les douleurs de ventre ;
11.° au-dessous de la queue pour les boyaux
gatés, pour la paresse et pour la dissenterie.
12.° de la cuisse, quand elle est foulée ou dé-
placée ; 13.° du jarret, pour les jambes rompues ; 14.° au dessus de la corne, pour les enflures, endurcissemens, foulures et déboîte-
mens du pied ; 15.° du talon, quand l'ongle
tombe ou qu'il est cassé ou fendu ; 16.° du
fourreau, quand il ne peut pisser, ou qu'il
pisse le sang, quand il a le fourreau ou la verge
enflée, ou quelques pierres dans ces parties.

De la Fièvre.

On s'aperçoit qu'une bête à cornes a la fié-
vre, en plaçant la main dessous l'épaule contre
le coffre, vis-à-vis du cœur ; on sentira alors le
battement irrégulier du cœur et des artères.

Dans toute fièvre, on doit saigner hardiment,
à proportion de la force de l'animal et de la fièvre. Dans l'intervalle de ces saignées, il faut
donner à l'animal force tisane de benoîte pour
le flux noir ou le flux sanguin. Mais si la fièvre
se prolongeait jusqu'au troisième jour, on donnerait un breuvage composé d'une demi-poignée, moitié rue, moitié savigny, bouillies dans
une chopine de cidre ; qu'on laisse diminuer
d'un tiers, puis on la coule et on la fait prendre
à l'animal.

Des Plaies.

On doit panser les plaies des bêtes à cornes
une fois par jour et même deux fois en été à

cause de la chaleur; il faut les panser promptement et doucement sans meurtrir les chairs, tenir les plaies couvertes, que l'air n'y entre point, jusqu'à ce que l'on voie que la réunion s'opère avec facilité. Les plaies ordinaires, telles qu'apostumes, coupûres, boutures, et celles que l'on fait pour aider ou provoquer la suppuration, se pansent de la manière suivante :

On prend une seringue à injection pour lancer dans les plaies de l'eau-de-vie camphrée (1), quand il y a à redouter la gangrène, ou bien du jus de morelle.

Dans les plaies nouvelles l'on emploie de l'eau dont voici la composition. Mettez dans un pot d'eau de fontaine ;

    4 sous de couperose blanche,
    4 blancs d'œufs durcis au feu,
    4 pincées de rue ;

Faites infuser le tout 24 heures sans bouillir ; l'eau faite, passez-la dans un linge, puis mettez-la dans une bouteille que vous aurez soin de bien boucher. Cette eau se conserve ; et même est meilleure ancienne que nouvelle.

L'eau faite avec cynoglosse ou langue de chien, est aussi très-bonne ; mais on ne peut s'en servir qu'en été. En voici la recette :

Mettez 4 poignées de cynoglosse ou langue de chien frottée et écrasée avec les poings, dans trois pots d'eau de fontaine, en y laissant le marc. Cette eau prend la couleur de lessive sous 24 heures. Elle ne se conserve que sept à huit jours, suivant les chaleurs.

Il ne suffit pas seulement de laver les plaies, il faut aussi chaque fois les panser avec de la charpie de corde goudronnée, imbibée de thé-

____

(1) La recette ordinaire est de 12 sous de camphre dans une chopine d'eau-de-vie.

rébentine, dont on prend un quarteron, et dans laquelle on délaye deux jaunes d'œufs, mettant dans les plaies plusieurs petites lentes, suivant le besoin, sans trop les entasser; mais, cependant de manière qu'elles aillent jusqu'au fond; il suffit d'y seringuer deux fois par jour l'une de ces eaux, après quoi on met de la poudre à dessécher dont nous indiquons la recette à l'article du *fourchet.* (Voyez ce mot.) On en saupoudre les plaies qu'on veut dessécher une fois le jour, pendant quatre à cinq jours de suite sans les envelopper. S'il était trop difficile d'en arrêter le cours, l'on mettrait dans le fond, par plusieurs fois, gros comme un grain de blé de pierre de vitriol de Chypre.

Si dans une plaie il y a apparence de beaucoup de matières, on la dépure avec de la poix noire et de la poix de Bourgogne, mêlées ensemble, moitié l'une et moitié l'autre, changeant le cataplasme tous les jours, lequel tirant beaucoup, calme la douleur.

Dans le cas où il surviendrait hémorragie, on arrête le sang avant que de faire aucun pansement, et l'on se sert, à cet effet, de l'herbe à mille fleurs et de la grande éclair pilées ensemble avec du sel, et mises dans la plaie.

De la Péripneumonie , ou Inflammation de poitrine.

Cette maladie épizootique, qui exerce, souvent de cruels ravages parmi les bêtes à cornes, se reconnaît aux signes suivans dans l'animal qui en est attaqué.

Une toux plus ou moins sèche, qui quelquefois se fait entendre peu fréquemment dans le commencement, et qui redouble sur la fin.

Une fièvre très-sensible et très-caractérisée.

Une oppression plus ou moins grande, qui

augmente lorsque l'animal a mangé, et qui quelquefois n'existe pas ; ce qui néanmoins est très-rare.

Le dégoût que l'on aperçoit à mesure que le mal fait des progrès.

Le défaut de rumination dans les bœufs et autres animaux ruminans comme eux ; mais ce signe est souvent équivoque.

La puanteur de l'haleine.

La sécheresse des naseaux à leurs orifices, et celle de la bouche et de la langue.

Quelquefois un écoulement de matières plus ou moins épaisses, et plus ou moins blanchâtres.

Mais ni le sixième signe ni les suivans ne sont pas toujours constans.

Remède. Il est de la plus grande nécessité de saigner à la jugulaire les animaux qui en sont atteints, et même de leur tirer une assez grande quantité de sang, et de répéter la saignée le premier, le second et le troisième jour, s'il en est besoin.

Faire usage de lavemens émolliens et rafraîchissans, donnés et réitérés deux et même trois fois dans la journée, pendant cinq à six jours.

La boisson ordinaire sera l'eau blanche ; on y ajoute, si la toux est violente, le mélange suivant :

Prenez: fleurs de violette et de coquelicot, de chacune deux poignées, versez sur le tout six livres d'eau d'orge bouillante. Faites infuser pendant une heure, coulez, ajoutez à la colature, trois onces de miel commun, mêlé avec la boisson qui sera toujours tiède. Au défaut de ce mélange, l'eau blanche sera miellée.

Des billots placés une ou deux fois par jour dans la bouche de l'animal, produiront de bons effets.

Prenez 6 figues grasses, 5 onces de miel commun et rosat ; pilez les figues, mêlez, triturez avec le miel ; ou bien 4 onces de sirop violat , 6 jaunes d'œufs , 5 onces d'eau distillée de roses ; mêlez et garnissez-en un billot.

Quand la toux est très-forte et répétée, on peut, outre l'addition faite à la boisson ordinaire , administrer le bol suivant :

Prenez :

  3 grammes , blanc de baleine ,

  3 grammes , poudre de réglisse ,

  1 dragme , pillules de cynoglosse ,

Mêlez le tout avec une suffisante quantité de conserve d'althæa pour un bol béchique et anodin.

Poumon altéré.

La toux et une grande maigreur sont les signes de cette maladie.

Donnez de tems en temps à l'animal malade du son mouillé, avec une once de sperme de baleine, et une demi-once de soufre, de cinnabre et d'antimoine ; ou bien, faites-lui avaler une chopine de vin blanc, avec un peu de miel assaisonné de deux onces de poudre de muscade, deux onces de safran, demi-once de gingembre, un quart d'once de canelle et un peu de réglisse ; mêlez et coulez le tout avant de le donner.

Bœufs ou *vaches jetant par les naseaux*.

Ce jet par les naseaux, provient de l'engorgement du poumon. S'il y a ulcère il n'y a point de guérison ; s'il n'y en a point, on peut guérir l'animal avec la recette suivante :

Remède. Prenez un quarteron de beurre frais que vous faites noircir sur le feu, comme celui de la friture. Ce beurre retiré du feu, ajoutez-y une très petite mesure d'eau-de-vie, et la même quantité de vinaigre de vin, et deux liards de

(17)

poivre blanc moulu. Faites avaler ce breuvage à
l'animal, et le lendemain faites lui boire ce qu'il
rendra d'urine, dans la matinée , et cela pendant
quatre ou cinq jours de suite , pendant lesquels
et encore trois jours après , vous lui donnerez
chaque jour dans de l'avoine, une once, moitié
foie d'antimoine et moitié fleur de soufre en poudre. Ayez soin de le faire boire tous les jours ,
environ une heure après-midi , et de lui donner
sa nourriture ordinaire.

Du Dégoût.

Si le bœuf n'est que dégoûté, on le ragoûte
avec des poireaux , des ciboules, ou du céleri
infusé dans du bon vinaigre et du sel , qu'on lui
donnera pendant deux jours ; il faut lui tenir le
mufle élevé, pour qu'il ne laisse rien perdre de
cette salade pendant qu'il la broie. Il est encore
bon de lui donner des feuilles de raves ou rai-
forts, ou des betteraves cuites et marinées dans
du bon vinaigre. Quelques-uns font manger aux
bœufs dégoûtés, une rotie de pain bis , frottée
de miel et trempée dans du vinaigre, dont on
leur lave le palais et la langue Il y en a aussi qui
ne se servent pour leur frotter la bouche , que
de gousses d'ail concassées et infusées dans deux
verres de vinaigre ou de verjus, avec un peu de
sel et de miel. Une once de thériaque ou d'orviétan, est encore un bon remède contre le dégoût ;
on les lui fait prendre dans du vin.

Les remèdes suivans contre le même mal, sont
purgatifs 1.º Du marrube avec de l'huile de noix
et du vin rouge. 2.º Des grains d'encens, de la
sabine ou de la rue, qu'on fait avaler dans du
vin. 3.º Le serpolet pilé et mêlé avec du vin. 4.º
L'oignon marin , coupé et détrempé dans l'eau.
On donne ces remèdes, durant trois jours, dans
une pinte de vin.

Maladies du cou.

Si l'enflure du cou vient de contusion, appliquez-y un cataplasme fait de miel, de sain-doux et de son, le tout bouilli dans du vin blanc.

Si elle vient d'un abcès, prenez de l'onguent althæa, de l'huile de laurier et du beurre frais, deux onces de chacun, battez le tout à froid ; puis frottez le cou du bœuf, et l'enveloppez de linges ; il s'y formera une tumeur que vous ouvrirez avec des ciseaux, l'abcès étant mûr : pansez tous les jours la plaie, et mettez-y de la racine d'ortie.

Pour les écorchures du cou, employez de la graisse de porc avec de la cire neuve, fondues et mêlées ensemble.

Pour résoudre les duretés du chignon, faites cuire dans de l'eau où il y aura les trois quarts d'huile d'olive, deux onces de racines de lis et autant de guimauve ; faites bouillir le tout pendant une heure, après quoi, ajoutez-y mauve, violette et pouliot bien hachées, de chacune de ces herbes deux poignées ; laissez bien cuire le tout, et appliquez le tout chaud sur la dureté.

Si le chignon est déplacé, examinez de quel côté il penche, et tirez du sang à l'opposé, ce qui se fait en battant avec un bois de vigne la grosse veine qui paraît dans cet endroit, et qu'on perce lorsqu'elle est gonflée.

Si le chignon ne penche d'aucun côté, on saigne l'animal aux deux oreilles ; et après la saignée on fait cuire dans un pot, à poids égal, moëlle de bœuf, poix-résine, suif de bouc et vieille huile d'olive, et on en frotte l'enflure après l'avoir lavée avec de l'eau, après quoi on la laisse sécher.

La taupe, ou enfle.

On donne ce nom à un mal qui vient ordinairement aux bêtes à cornes sur le cou, depuis les cornes jusqu'auprès des épaules. Ce mal est occasionné souvent par quelques meurtrissures, ou par un sang trop épais, qui, y séjournant, forme un dépôt.

Remède. Il est essentiel d'attendre que la taupe, ou enfle soit bien formée, pour opérer. Alors on ouvre la peau en quatre, on lève les quatre parties, pour en bien découvrir la grosseur; après quoi on la coupe en entier avec un rasoir, si toutefois le sang ne cache pas le travail; il faut surtout prendre garde aux nerfs et aux gros vaisseaux sanguins, dont il est quelquefois difficile d'arrêter l'écoulement. S'il arrive que le sang gagne, on cesse l'opération, et on met dans la plaie des orties pilées avec du sel pour arrêter le sang, et mettre à même de couper, le lendemain, le restant jusqu'à la bonne chair; après quoi, on répète la pareille dose d'ortie et de sel. Si c'est en hiver, au lieu d'orties, on se sert d'amadou, qu'on met seulement sur les vaisseaux qu'on doit saigner. Quant à la plaie, on la lave tous les deux jours deux fois avec l'eau-forte dont nous avons donné la recette à l'article *des plaies des bêtes à cornes*, en mettant de la thérébentine avec de la charpie de corde goudronnée, après avoir incorporé deux jaunes d'œufs dans un quarteron de thérébentine. Si les chairs poussent trop vite, on peut mettre un peu de vert-de-gris dans la thérébentine.

Si c'est en été, il suffit de laver la plaie avec de l'eau de cynoglosse ou langue de chien, dont nous avons donné la recette à l'article *des plaies des bêtes à cornes.*

Il est essentiel d'attacher un bout de ficelle à

chacun des quatre coins de la peau, puis les nouer ensemble pour tenir l'appareil dans la plaie. Souvent il arrive que les chairs poussent vîte, et qu'il se forme des bubons de chair gourmande qui empêcheraient la réunion solide; alors on les saupoudre avec de l'alun calciné, en prenant bien garde d'en faire tomber dans la plaie; ce qui s'opère facilement, en la portant dessus avec un plumasseau. La plaie venant à se former, les quatre lambeaux de peau se retirent, ils tombent, ou on les coupe avec des ciseaux. Ensuite on laisse la plaie découverte, ayant soin de la laver deux fois le jour, jusqu'à parfaite guérison avec une des eaux indiquées ci-devant. Sur la fin du traitement, on saupoudre toute la plaie avec de la poudre à dessécher, dont la recette est ci-après, à l'article *du fourchet*. Pour faire revenir le poil, on frotte la place de miel un peu chaud deux fois en quatre jours.

Estranguillons, ou Étranguillons.

On appelle ainsi les glandes qui se forment sous la gorge du bœuf; elles proviennent des humeurs qui découlent d'un cerveau refroidi.

Remède. Saignez l'animal sous la langue et au cou, et ayez soin d'ouvrir soir et matin les glandes avec une lancette. Frottez le dessous de la gorge avec de l'huile de laurier et du beurre frais battus ensemble à froid. La tête de l'animal doit être bien couverte et tenue chaudement.

Du Quartier, Tachet ou Lovet.

Pour connaître si un bœuf ou une vache a le quartier, il faut chercher sous le gosier si on y trouve une glande comme une petite noix; si cette glande existe, c'est une preuve qu'ils sont attaqués de cette maladie, qui est commune aussi aux chevaux. On cherche aussi dans tous

les membres si la peau de la bête ne feuillette
point ; et s'il n'y a point d'enflure ; si ces symptômes existent, faites ce

Remède. Prenez un bon verre d'huile d'olive ;
Idem, de bon vin, une tête d'ail ou un peu
de poivre ; pilez le tout ensemble, et faites-le
avaler à l'animal. S'il a une des jambes tirante,
qu'il ait de la peine à marcher, saignez-le aux
petits onglons de la jambe malade. Si vous vous
apercevez que le mal soit dans le corps de la bête, faites-lui deux ouvertures derrière chaque
épaule, et mettez dans les ouvertures de la racine d'ortie avec un peu de sel. L'on ne donne à
la bête que peu de nourriture, jusqu'à ce qu'elle
se porte mieux.

Pommes ou poires dans le gosier.

Comme cet accident empêche l'animal de respirer, il enfle, bave et étouffe. On peut avec la
main sentir la pomme ou poire à travers du gosier ; il n'y a que de forcer avec la main, en poussant le fruit pour le faire entrer à force dans le
corps. ce qui arrive fort souvent ; dans le cas où
elle n'entrerait point, il faudrait pousser avec la
queue d'une pelle à feu, la tenir ferme, et pousser le plus droit qu'il serait possible.

De la toux.

Les causes ordinaires de la toux du bœuf,
sont le froid, la poussière, la sécheresse des poumons.

Remède Faites une décoction d'hyssope pour
la lui faire boire, et donnez-lui des poireaux
pilés avec du froment. Si ce remède ne réussit
pas, prenez deux verres de miel, autant d'huile, avec deux onces de vieux-oing et autant de
beurre frais, faites bouillir le tout et avaler au
bœuf : si la toux s'opiniâtre ; faites avaler à l'a-

nimal une verrée du suc de l'herbe appelée *marrube*, mêlé avec autant d'huile de noix, autant de vin rouge et moitié sel.

Des Maladies des pieds.

L'enflure se guérit en y appliquant des feuilles de sureau broyées avec du sain-doux.

Pour l'entorse, on fait bouillir ensemble du miel, du sain-doux et du vin blanc, puis on en frote le mal quatre fois par jour. S'il y a dislocation, il faut remettre l'os et se servir du remède ci-dessus; s'il y a rupture entière, il n'y a plus de remède.

Pour l'enclouure, on ôte du pied le clou ou chicot; puis on met sur la plaie de l'huile toute chaude, et par dessus des étoupes qu'on enveloppe de linge.

Le soc de la charrue blesse souvent le bœuf aux pieds. Dans ce cas on prend du vieux-oing, de la poix noire et du soufre, qu'on mêle ensemble, et qu'on applique sur la plaie, avec de la laine et du linge par-dessus.

Le froid fait quelquefois boiter le bœuf; pour lors il faut lui laver le pied malade, y faire une ouverture avec la lancette; laver la plaie avec de l'urine, ensuite la saupoudrer de sel, y infuser de l'huile chaude simplement, ou avec de la cire, et l'envelopper de linge.

Le sang extravasé fait aussi boiter le bœuf. Dès qu'on s'aperçoit du mal, on doit visiter la corne du pied, frotter l'endroit où l'on sent de la chaleur, et l'animal de la douleur, et le scarifier pour en faire sortir le sang; mais si ce sang a déjà pénétré l'ongle, il faut (crainte d'un plus grand désordre) fendre l'ongle dans le milieu de la fourchette, ensuite imbiber des étoupes de vinaigre mêlé de sel, et les appliquer sur la plaie avec un bandage. Le bœuf ne doit pas mettre son pied dans l'eau, ni dans rien d'humide. Le premier appareil levé, on nettoie bien la plaie, puis on y applique de nouveau des étoupes imbibées de vinaigre, d'huile et de sel.

Si on s'aperçoit que le sang soit descendu jusqu'à l'extrémité de la corne. Il faut la couper par le bout jusqu'au vif, afin que le sang en sorte.

Si le genou du bœuf boiteux enfle, il faut le lui frotter avec du vinaigre chaud, et y mettre de la graine de lin imbibée d'eau et de miel ou de vieux levain, de l'urine d'homme, ou autres semblables résolutifs.

Le Fourchet.

Il s'amasse assez souvent dans le fourchet des pieds, soit de devant, soit de derrière des bêtes à cornes, du pus qui s'y racornit comme un peloton jaunâtre de chair morte, quelquefois de la grosseur d'un jaune d'œuf, et qu'il faut extirper dans la suite. Ce mal fait boiter considérablement l'animal qui en est atteint.

Remède. Faites de la bouillie avec de l'eau, de la farine de froment, deux blancs de poireaux pilés, et gros comme un jaune d'œuf de graisse de porc fondue ; mettez cette bouillie sur des étoupes, et enveloppez-en la partie malade deux fois en deux jours, après quoi, mettez dessus le mal parties égales de vert-de-gris, sucre blanc et poivre, le tout en poudre, et un restringent en cataplasme sur des étoupes, composé de suie grasse, broyée et passée au tamis, incorporée dans des blancs d'œufs ; procédé que l'on suivra tous les jours, jusqu'à ce que l'on puisse décharner le peloton de mauvaise chair ; il se tire avec les doigts ou le couteau ; après quoi il reste un creux dans lequel mettez deux ou trois fois, sans enveloppe, du tarc. Incorporez ici de la poudre-à dessécher dont voici la recette :

(24)

$\frac{1}{2}$ Once de mine de plomb,
3 Gros de vert-de-gris,
$\frac{1}{2}$ Once de blanc de céruse,
2 Gros de sucre blanc,
3 Gros de litharge d'or,
$\frac{1}{2}$ Once de poivre ;
Le tout réduit en poudre et mêlé ensemble.

Clou dans le pied, Épine, Esquille de bois, ou petit Amas de pus.

Après avoir tiré d'abord tous les corps étrangers ; faites une ouverture à la corne sur le mal, afin de laisser les matières s'écouler, au lieu de séjourner dans cette partie. Introduisez dans cette ouverture de l'huile d'aspic chaude, ou du suif avec du poivre, que vous faites bouillir dedans avec des pinces à feu rouges : répétez l'opération jusqu'à ce qu'il n'y ait plus de matière.

Dans le cas où la matière aurait séjourné, et viendrait à sortir par la couronne du pied, on mettra autour de la couronne le restringent désigné à l'article *Gros galet*, ayant soin de tenir l'ouverture faite sous le pied, toujours ouverte pour en faciliter l'écoulement. Dans le cas où les matières seraient trop abondantes, l'on ne mettrait point d'abord le feu, ni l'huile d'aspic, mais bien parties égales de vert de gris, sucre blanc et poivre, le tout en poudre ; on fera ce pansement tous les jours, jusqu'à ce que l'abondance des matières soit tarie, après quoi on y mettra suif et poivre, et on fera bouillir comme nous venons d'expliquer.

Des gros Galets.

La plupart des maladies des animaux employés aux usages de l'homme, proviennent de la fatigue et de travaux forcés. Il arrive souvent que l'animal ayant marché plusieurs jours de suite, il se forme une courbature dans le gros galet, ce qui le fait tomber, si l'on n'y apporte prompt remède.

Remède. Quand on voit que l'animal boîte fort bas, il faut lui envelopper le pied dans un cataplasme fait avec des oignons cuits et de la graisse de porc, et appliquer le tout ensemble chaud, une fois chaque jour, pendant trois jours ; ce qui amène la guérison.

Quand le galet est tombé, il faut mettre dessus parties égales de vert-de-gris, sucre blanc et poivre, le tout en poudre, pour empêcher qu'il ne croisse de petits boutons de chair vive : le galet ainsi saupoudré, appliquez-y un restringent, tel que de la suie grasse broyée, passée au tamis, incorporée dans des blancs d'œufs et un peu de vinaigre de vin. Faites le pansement de cette manière pendant quatre ou cinq jours, d'après la disposition des chairs. Lorsqu'il ne paraît plus de chair trop vive, ni d'excroissance, pansez seulement avec le cataplasme restringent, et sur la fin n'y mettez que du tarc chaud, sans envelopper le pied en prenant garde qu'il ne mette ce pied dans l'eau, jusqu'à parfaite guérison.

De la Fourbure.

Le bœuf attaqué de la Fourbure, a peine à marcher ; et en marchant il avance ses pieds l'un près de l'autre, par la peine qu'il a de les mouvoir, surtout s'il est fourbu du devant et du derrière. Le pansement est égal pour une partie comme pour deux.

Remède. Coupez les huit petits galets ou cafignous qui saigneront beaucoup ; cette saignée suffit quelquefois pour guérir l'animal ; répétez-la si elle est insuffisante, mais que ce soit à la jugulaire, en observant que si les jambes sont enflées , il faut les graisser avec partie d'huile d'aspic et d'huile de laurier un peu chaudes.

Mal de tête.

Les signes des maux de tête sont lorsque le bœuf a cette partie enflée et plus chaude que de coutume , et qu'il jette par les yeux et les naseaux beaucoup d'humeurs.

Remède. Il faut le saigner au cou , et faciliter l'écoulement des humeurs. A cet effet , pilez de l'ail que vous mettez infuser à froid dans du vin, l'espace de deux heures, et le lui séringuez dans les naseaux.

On peut aussi lui frotter la langue avec du thym , de l'ail, du sel broyés ensemble et mêlés dans du vin rouge.

Remède. Faites bouillir dans deux pintes d'eau, réduites à trois chopines, deux poignées des herbes suivantes : centaurée , cardamome, pouliot, guimauve , ellébore en fenouil ; joignez-y une once de séné, que vous laissez infuser sans bouillir , demi-livre de miel, un peu de sel, trois cuillerées d'huile de noix , deux onces de poudre d'agaric et trois onces de casse ; mêlez , coulez et donnez le tout en lavement.

Si c'est en été , sa nourriture doit être rafraîchissante , comme feuilles de vigne , laitue , chicorée sauvage , et de l'eau blanchie avec de la farine de seigle ; en hiver on le nourrira d'orge, d'avoine et du meilleur foin, d'eau blanchie de farine d'orge.

Abcès à la tête.

On connaît qu'un abcès se forme à la tête , lorsque l'animal porte sa tête basse ; les paupières s'enflent , les yeux sont bordés de rouge et larmoyans , et il s'exhale une grande chaleur par les naseaux.

Remède. Saignez, dans les vingt-quatre heures, des huit petits galets, et si le mal continue,
faites deux saignées au cou en douze heures :
donnez des breuvages rafraîchissans, tel qu'un
pot d'eau, dans laquelle aura bouilli du son ;
joignez-y une demi-livre de miel et deux onces
des quatre semences froides pilées ; si c'est en
été, mettez dans votre eau de son deux poignées
de pourpier pillé : répétez ce breuvage deux ou
trois fois le jour.

Cornes cassées ou trop recourbées.

S'il arrive qu'une bête à cornes se casse une
corne, et qu'elle ne soit pas tombée tout-à-fait,
il faut la faire sauter à l'endroit par où elle est
cassée, pour avoir plus de facilité à en arrêter
l'hémorragie, que l'on fait cesser avec une poignée d'orties grièches ou orties à fleurs blanches, pilées avec une demi-poignée de sel, et
l'envelopper avec des étoupes. Il arrive aussi
souvent que les cornes recourbées rentrent vers
la tête et blessent l'animal ; alors on les coupe
par le bout avec un fer tranchant que l'on a fait
rougir.

Hémorragies du nez.

On arrête ces hémorragies au moyen d'une
ou deux saignées, suivant la force de l'animal,
et la quantité du sang qu'il a perdu. On le met
ensuite dans l'eau jusqu'au ventre, un quart-
d'heure en hiver, et une heure en été.

Mal d'yeux.

Si le bœuf a les yeux enflés, mettez-y dessus
de la farine de froment détrempée clairement
avec l'eau et du miel. Si on aperçoit quelques
blancheurs dans l'œil, servez-vous de sel ammoniac pulvérisé et mêlé avec du miel ; et si les
yeux pleurent, servez-vous du premier remède,

mais employez la farine d'orge cuite au four ,
au lieu de celle de froment.

La graine de panais sauvages , mêlée avec le
suc de raifort et de miel , est encore un bon remède pour ce mal.

De l'Onglée et autres Maux des yeux.

On désigne ainsi une taie qui part du coin de
l'œil, et vient couvrir la prunelle. On extirpe ce
mal avec un sou marqué qu'on introduit doucement par-dessous , ensuite, avec une aiguille et
du fil, on perce la taie, et prenant les deux bouts
du fil qu'on tire à soi, l'on coupe avec les ciseaux
la circonférence de cette taie ; il faut avoir soin
de tenir bien ouvertes les paupières de l'animal.
L'opération faite, soufflez un peu de sucre blanc
ou du sel de verre une fois seulement.

Quant aux coups et meurtrissures de l'œil, il
faut y appliquer une compresse imbibée de bon
vin vieux rouge chaud.

Pour les autres maladies des yeux, telles que
fluxions et autres humeurs et taies qui se forment dessus ou dans la prunelle , il faut saigner
dans le commencement à la veine du cou jusqu'à deux fois en 24 heures , et souffler tous les
jours une fois, dans les yeux, du sel de verre
calciné de lui-même ; et à défaut de ce verre ,
de la poudre de tuile ou de cloportes.

De l'Araignée ou Éraignie.

Cette maladie survient aux bestiaux , pour
avoir avalé, soit une araignée ou un autre insecte vénimeux, et encore pour avoir mangé de
l'herbe imbibée de rosée. On la distingue ordinairement par une enflure générale qui paraît
promptement, et qui est précédée d'une pesanteur de tête, d'une faiblesse qui les empêche de
se tenir sur leurs pieds, et d'un tremblement

universel ; il leur sort par les yeux , les naseaux
et la bouche, une sérosité visqueuse et corrosive , presque toujours accompagnée d'une toux
violente.

Remède. Faites prendre aux bœufs ou vaches
attaqués de cette maladie , une bouteille de vin
blanc chaud avec un quarteron de sucre et une
pincée de sel, en deux fois, et à une heure d'intervalle : une heure après, prenez une bouteille
de lait sortant du pis de la vache , sans être coulé , avec un quarteron de miel fondu dedans ,
que vous leur ferez prendre aussi en deux fois ,
et à une heure d'intervalle.

Administrez-leur ensuite matin et soir , des
fumigations faites avec des savates ou des herbes
aromatiques. Ventousez , s'il est nécessaire , et
lavez la plaie avec du vinaigre de vin , du sel, du
poivre et de l'ail pilé.

Sangsues avalées.

Il arrive quelquefois qu'une bête à cornes ,
en buvant dans un ruisseau ou une rue , avale
une sangsue : alors il faut mettre dans la bouche de l'animal le tuyau d'un entonnoir qui reçoit la vapeur des punaises qu'on brûle dessous ;
ou bien si la sangsue est attachée au palais, il
faut prendre une feuille de figuier , ou un morceau de drap rude, pour la détacher : mais si
elle est descendue dans l'estomac , et qu'elle se
soit attachée à son orifice , qui se gonfle de façon que le bœuf ne puisse plus prendre de nourriture , alors on peut faire avaler à l'animal une
grande quantité d'huile , ou du vinaigre ou de
la saumure.

De l'Enflure.

La peau d'un bœuf qui a avalé un insecte, ou
qui a été piqué par une bête vénimeuse , enfle

quelquefois si fort qu'elle retentit comme un tambour.

Remède. Placez dans le fondement du bœuf, trois ou quatre doigts en avant, une corne percée ; puis promenez l'animal jusqu'à ce qu'il rende des vents. Frottez la piqûre d'orviétan ou de thériaque ; vous pouvez même lui en faire avaler ; en faisant précéder une décoction émoliente.

Barbes ou Barbillons.

Ces barbes ou barbillons ne sont autre chose qu'une excroissance de chair qui vient sous la langue du bœuf, et qui l'empêche de manger ou de paître ; c'est pourquoi il faut les lui couper avec des ciseaux, et laver ensuite la plaie avec du vinaigre et du sel ; à défaut on peut se servir de sain–doux et de sel écrasé fort menu.

De la Maladie appelée sur-Langue *ou* Chancre-volant.

Ce mal se manifeste par une espèce de pustule ou vessie, qui survient au bétail au-dessus ou au-dessous de la langue, ou plus bas contre le gosier, où il s'établit une pourriture qui leur fait tomber la langue en vingt-quatre heures, si l'on n'y apporte promptement le remède suivant :

Remède. I. Il faut racler la plaie, vessie ou crevasse, avec une cuiller ou une pièce d'argent, jusqu'à ce qu'elle saigne bien ; en prenant garde surtout que la bête n'avale ce qui se détache en râclant.

II. Laver la plaie avec de l'eau fraîche.

III. Prendre une pièce ou coupon de drap rouge ou écarlate, la tremper dans du vinaigre et du sel, et en frotter la plaie plusieurs fois, la trempant chaque fois ; puis on aura soin de brûler ladite pièce de drap, pour éviter l'infection, et ce morceau de drap ne pourra servir que pour une seule bête malade.

IV. Prendre de l'ail, de la sauge, artichauts sauvages, qu'on appelle autrement joubarbe, et en latin, *semper vivum majus*, qui croit sur les toîts ou murailles; du plantain, de la racine d'impératoire ; piler le tout ensemble, puis le mêler avec du sel, de l'alun et du vinaigre, et en frotter la plaie et toute la gorge assez long-tems.

Préservatif. Lorsque ce mal survient dans un pays, les propriétaires de bestiaux doivent avoir soin de visiter souvent la langue et la gorge du bétail et les lui laver de tems en tems avec du vinaigre et du sel, et donner à manger tant au bétail sain que malade, du pain avec de bonnes herbes hachées et mêlées avec du sel.

Enflure du palais.

Faites une petite incision au palais, ou saignez-le à la veine du palais, que vous frottez ensuite de sel ou de vinaigre, ou donnez-lui une fois de l'ail bien pilé ; il faut alors avoir soin de nourrir d'herbes tendres, comme feuilles d'orme, de vigne, ou de foin.

Du Flux de sang, ou de la Maladie appelée vulgairement le Sang rouge ou le Sang blanc.

Le flux de sang se manifeste quand les animaux ne peuvent fienter qu'avec peine. Ils rendent par intervalle quelques matières glaireuses, qui ne tardent pas à dégénérer en un flux de sang très douloureux.

Remède. Prenez une bouteille de lait sortant du pis de la vache avant d'être coulé ; joignez-y un quarteron de miel, une demi-poignée de sel, et la valeur d'une petite noix de crasse de

cheminée réduite en poudre : mêlez bien le tout
ensemble ; faites-le chauffer et avaler tiède ; immédiatement après, donnez air par le fondement. Si cela ne suffit pas, au bout de quelques
heures, donnez un lavement de petit-lait bouilli
avec une poignée de putrelle, herbe toujours
verte et qui croît communément dans les jardins.
Quand le petit-lait aura bouilli, passez et rédui-
sez-en la quantité à une bouteille par lavement,
ajoutez-y une pincée de sel bien grugé, trois
onces de miel et un petit gobelet d'huile douce ;
ayez soin que le tout soit bien mêlé : en exécu-
tant bien cette recette, vous êtes certain de la
prompte guérison de l'animal malade.

Du Flux de sang des bestiaux.

Lorsque l'on s'aperçoit que le bétail est attaqué du flux de sang, il faut lui administrer
promptement le breuvage suivant :

Prenez   1 chopine de vin,
         2 gros, roses de provins,
        $\frac{1}{2}$ once, poudre de coques de gland.
         3 gros, poudre très-fine de brique,
             ou de tuile.
         1 demi-muscade ;

Faites infuser le tout une demi-heure sur la
cendre chaude, puis donnez ce remède à l'animal, et laissez-le reposer pendant quatre heures
sans lui faire rien prendre. On peut mettre dans
ledit breuvage une demi-once de sumac ; réitérez ce remède selon le besoin.

Il est une autre espèce de flux de sang nommé *lente*, pour la guérison duquel prenez une
grosse poignée de verveine que vous faites bouillir dans un pot de vin, jusqu'à ce qu'il soit réduit à moitié ; faites avaler cette boisson à la bête
malade, le plus chaud que vous pourrez, et
immédiatement après, faites-lui manger un pi-

cotin de seigle. Ayez soin de la bien couvrir, et
de ne lui donner de nourriture que deux heures
après.

Rétention d'urine.

Les efforts que fait le bœuf pour uriner, sans
le pouvoir faire, sont un signe évident de cette
maladie. Pour la guérir, faites bouillir ensemble de la pariétaire, du seneçon et des racines
d'asperges; mêlez-y du beurre frais, et appliquez le tout aux bourses du bœuf dans un linge. Continuez ce traitement jusqu'à ce qu'il urine aisément.

Pour nourriture on lui donne des feuilles de
raves copieusement et souvent, à midi un picotin de son mouillé, et autant le soir, et pour
breuvage (pendant trois matins) une chopine
de vin blanc qu'on fait bouillir avec deux cuillerées d'huile.

La graine de céleri bien pilée, et avalée avec
du vin blanc est encore un bon remède.

Ou bien encore, trois onces de colophane,
mise en poudre, dans une livre de vin blanc.

Pissement de sang.

Aussitôt que l'on s'aperçoit que le bœuf pisse
le sang, il faut lui retrancher toute boisson, et
ne lui donner que le breuvage suivant :

Prenez une chopine d'urine d'homme, autant d'huile d'olive, six œufs frais et une pleine
main de suie de four; battez le tout ensemble
et faites-le lui avaler : après quoi, liez-lui les
oreilles, que vous battrez avec une petite baguette, jusqu'à ce qu'elles soient toutes rouges;
alors, percez-lui les petites veines que vous
verrez, il en sortira du sang presque vert. Cela
fait, mettez-lui du sel dans la bouche, et promenez-le; ou bien, prenez deux pintes d'eau

ou de jus de plantain, moitié vinaigre et huile d'olives, joignez-y gros comme un œuf de pigeon de concombre sauvage pulvérisé, .avec autant de coques d'œuf; mêlez le tout et faites le lui avaler.

Il est bon de donner au bœuf quelques lavemens rafraîchissans, dont voici la recette :

Prenez du mélilot, de la pariétaire et de la camomille, de chacun trois poignées. Faites-en une décoction dans deux pintes d'eau, laissez-la réduire à une, et coulez; ajoutez-y une demi-livre d'huile de lin ou de noix, du miel, deux onces de casse et une chopine de verjus ; le tout ainsi incorporé, administrez-le tiède à l'animal.

Testicules enflés.

Frottez les parties affligées de saindoux ou de la fiente de l'animal même, mêlés avec des fleurs de camomille et de mélilot.

Si le mal vient d'inflammation, il est dangereux : alors servez-vous d'huile rosat, blanc d'œuf, eau rose et de lait, mêlez le tout et frottez-en les testicules.

Ou bien du suc de plantain, ou de pourpier mêlé avec l'huile rosat et des blancs d'œufs; il est bon de mener le bœuf à la rivière, pour lui faire baigner à l'aise les parties enflées.

De l'Indigestion.

On connait qu'un bœuf ne digère point, lorsqu'il a les nerfs tendres et roides, les yeux pesans; qu'il ne rumine point, qu'il rote et que son ventre gronde.

Remède. Nourrissez le bœuf de choux bouillis, arrosés de vinaigre; si l'enflure survient au ventre, fourrez dans le fondement de l'animal, votre main frottée d'huile, pour en tirer la fiente, promenez-le ensuite un peu. Si la douleur continue, prenez des figues sauvages sèches, broyez-les, et les lui donnez avec neuf fois autant pesant d'eau chaude; ou bien, faites manger au bœuf des oignons coupés et mêlés avec une livre de miel, deux onces de sel, et promenez-le ensuite.

De la Bouchure du devant.

Cette indisposition se manifeste en ce que l'animal ne pouvant respirer, bave, enfle et tombe comme mort. Ce qui arrive assez souvent à une bête qui mange goulûment, sans mâcher suffisamment son manger, qui reste en pelotte dans son gosier. Quelquefois à force de se débattre la pelote passe. On peut aussi aider avec la main, la coulant le long du gosier, depuis la gorge jusqu'à la poitrine, pour l'aider à descendre. Mais si elle refuse, ou reste dans le gosier, ou dans la poitrine,

(*Remède*). Donnez promptement un breuvage composé de vingt-cinq blancs d'œufs, dans lequel vous mettez un demi-quart d'huile d'olive; ajoutez-y deux ou trois onces de gros plomb à tirer; faites prendre le breuvage et promenez ensuite l'animal.

Du Farcin et de la Gale.

Quand l'animal est attaqué du farcin, il faut lui donner chaque jour un breuvage composé d'une chopine d'eau dans laquelle auront bouilli, un demi-quart d'heure, deux onces de racine de patience; continuez de donner ce breuvage pendant six jours.

Pour le farcin comme pour la gale, il faut saigner la veille de la friction, qu'on fera avec la graisse suivante :

Graisse. Prenez pour 1 fr. 20 c. de vif-argent,

que vous incoporez dans une livre de graisse de porc, que vous mettez dans un mortier ; remuez bien le tout ensemble, jusqu'à ce qu'il soit transparent. Cela fait, ajoutez-y une demi-once de vert-de-gris, deux onces de blanc de céruse, le tout en poudre ; mêlez-les bien ensemble ; et faites-en la friction sur toutes les parties attaquées, avec un petit morceau d'étoffe ; graissez légèrement au feu ou au soleil, ayant soin surtout que l'animal, pendant trois jours, n'aille pas à la pluie. Si c'est une vache, ne graissez point la mamelle.

De la Jaunisse.

La jaunisse se connait par le tour de la prunelle des yeux qui est jaune, ainsi que le dedans des lèvres. Elle est assez souvent occasionnée par le défaut de bonne nourriture, ou parce que l'animal aura souffert long-tems, faute d'avoir été saigné.

Remède. Saignez deux fois en quatre jours, et donnez deux breuvages dans le courant de ces quatre jours. Ces breuvages s'administrent le jour qu'on ne saigne pas ; ils sont composés d'une chopine de poiré, dans laquelle on met une once de safran et une once de foie d'antimoine : après quoi, faites herber de la manière indiquée au mot *Pienne,* page 38.

De l'Inflammation des muscles.

Si le bœuf, par accident, s'est laissé tomber en quelqu'endroit dur et pierreux, et que cette chute lui ait causé de l'inflammation dans les muscles, soit intérieurs, soit extérieurs, il faut que, rendu à l'étable, on l'empêche de remuer de place : il faut lui bassiner la partie offensée avec de l'eau froide, après il faut user de linimens confortatifs qui ne soient pas trop chauds.

On reconnaît ce mal, lorsque les reins du bœuf s'endureissent, que les testicules se raccourcissent, en sorte qu'il n'en paraît presque plus ; lorsqu'il ne remue pas la cuisse à son aise, et qu'il ne se relève qu'avec peine lorsqu'il est couché.

Mal de cœur.

Les signes de cette maladie sont les yeux tristes, ou le battement des flancs fréquent, avec un penchement de tête occasionné par les nausées.

Remède. Faites avaler au bœuf une chopine de vin rouge avec gros comme une noisette d'orviétan ou de thériaque, et frottez-lui le mufle avec de l'ail. Deux heures après, faites-lui prendre des rôties au vin, ou une copieuse salade de poireaux, cives, ciboules, céleri, ou autres herbes fortes bien assaisonnées de vinaigre et de sel.

Si l'animal ne se remet pas, ou que le mal empire, on lui fera prendre une décoction de bourrache, violette, buglosse et mélisse, ou lui lavera souvent la bouche avec du vinaigre. En hiver, autant de girofle pulvérisé et mêlé dans du vin avec un peu de sucre, ou simplement du girofle avec du suc de marjolaine.

Le mal de cerf.

L'animal atteint de ce mal, a le col roide, médiocrement enflé, ainsi que la tête : cette maladie provient d'une eau rousse qui circule entre cuir et chair, tant au col qu'à la tête, et qui le rend furieux, fou et comme égaré. Cette eau rousse corrode et corrompt presqu'aussi promptement que la gangrène. Ce mal est pestilentiel et se communique aisément. Avant que l'animal ait les symptômes ci-dessus désignés, on lui administre le remède suivant :

Remède. Tirez de l'œil gauche, environ trois onces de sang, de chacune des bêtes à cornes, à l'exception des génisses, desquelles on en tire moins. Le lendemain matin, mettez sur le feu, dans une chaudière, autant de chopine de vin blanc ou de bon vieux poiré, que vous aurez de bêtes, autant de deux têtes d'ail pilées, autant de muscade aussi pilée, autant de deux sous de canelle en poudre, et autant de deux gros d'extrait de genièvre, le tout infusé dans votre vin ou poiré, que vous laissez sur le feu sans bouillir : après quoi, donnez à chacune des bêtes une chopine de ce breuvage, observant d'en donner moins aux génisses.

De la Pienne.

La pienne, dans les bêtes à cornes, provient d'un sang trop sec et trop chaud, qui, desséchant la peau, la resserre de façon qu'on a peine à la détacher avec les mains ; lorsqu'on la touche, elle craque comme du bois sec. L'animal est toujours maigre quand il est attaqué de ce mal.

Remède. Faites à l'animal une saignée à la veine du cou, dite *jugulaire* ; le lendemain, tenez-lui pendant douze heures environ, un drap de lessive imbibé d'eau sur le corps, ayant soin de le remouiller souvent ; puis donnez-lui deux breuvages, pendant les douze heures. Ces breuvages doivent être composés d'une chopine de vin blanc ou de bon poiré, dans laquelle on met une once et demie de cumin, et une once et demie de maniguette en poudre ; après quoi, faites *herber* l'animal.

Herber l'animal c'est lui pincer environ deux pouces et demi de large la peau de dessus la poitrine, et la percer d'un quart-d'heure à l'autre avec une grosse alène ; et après, y passer une racine d'ellébore noir, appelé dans le public *pas-de-corbeau*, de la grosseur d'un fil de fer, de laquelle on aura extirpé avec un couteau, la petite pellicule noire ; ensuite on la passera dedans, de façon que chaque bout sorte par les deux trous que l'on a fait, tirant la peau par les deux côtés, afin que cette racine appuie sur la poitrine. On la laisse ainsi pour amasser en cette partie le trop d'humeurs que pourrait contenir l'animal ; humeurs qui, par la suite, doivent disparaître d'elles-mêmes.

Des Tumeurs et Apostumes.

Commencez par la saignée, pour diminuer le volume du sang dont le cours est arrêté dans la partie attaquée ; examinez ensuite, dans les vingt-quatre heures, si l'humeur est fixée ; car, après la saignée, elle peut changer de place et se dissiper peu à peu. Graissez la partie enflée une fois le jour avec de l'onguent de basilicum chaud, pour provoquer la suppuration ; et s'il est nécessaire, faites ouverture quelques jours après pour faire écouler les matières, si toutefois il y en a ; pansez ensuite la plaie, comme nous l'avons indiqué à l'article : *Plaies, page* 12.

Des Vers du bouvier.

Ces vers se forment ordinairement entre cuir et chair, et sont presque de la grosseur du pouce, quelquefois en si grande quantité que l'animal en a jusqu'au col et aux jambes, ce qui produit toujours l'éthisie.

Remède. Saignez l'animal deux fois en huit jours, de la jugulaire, et à mesure que les vents ont fait un trou au cuir, imbibez-le d'huile d'olive, deux fois le jour. Ne pouvant supporter l'huile et ne tardant pas à percer le cuir, ces insectes s'empressent de sortir. On fait sortir les vieux par les trous déjà faits, en pressant le cuir avec les doigts.

Du Charbon.

On a remarqué généralement sur la maladie, dite le *charbon*, qu'elle se manifestait extérieurement par des tumeurs de la grosseur d'une noix : souvent il n'en paraît qu'une qui prend au flanc, et qui s'augmente insensiblement en se communiquant par des fusées jusqu'aux bourses, qui grossissent prodigieusement. Cette tumeur est dure et noire, et ne contient point de pus. Les vaisseaux voisins de cette tumeur enflent, s'engorgent, et deviennent durs et tendus comme des cordes ; quand ces tumeurs paraissent au poitrail et aux lieux les plus voisins de la tête, à peine a-t-on le tems de secourir l'animal. Quelquefois la peau se sillonne et se fend en divers endroits, et particulièrement aux pieds.

Remède. Aussitôt qu'une tumeur paraît, il faut ventouser en avant du mal, et continuer la même opération, en avant des autres tumeurs, s'il en reparaît. On ouvre ensuite chaque tumeur avec un rasoir, et on lave la plaie jusqu'au vif avec du vinaigre de vin, mêlé de sel, d'ail pilé et de poivre. On continue ces soins jusqu'à l'extinction du venin.

La saignée que se permettent certains praticiens, est pernicieuse, parce qu'elle ne sert qu'à faire circuler plus promptement le venin et à aggraver le mal.

Abcès dans le corps.

Il serait difficile de distinguer ce mal si ce n'est par la force de la fièvre, et quand l'animal ne mange point. Si d'autres causes n'occasionnent point ce désordre, il faut faire de suite ce remède.

Remède. Saignez à la jugulaire deux fois par jour, et même trois fois, si l'animal a beaucoup de fièvre, et même répétez le lendemain, s'il en est besoin : donnez-lui chaque jour un breuvage rafraîchissant, composé d'eau de son, dans lequel vous pilez un quarteron des quatre semences froides. Ayez soin aussi de lui donner force de benoîte, que l'on prépare ainsi :

Prenez six poignées de benoîte, feuilles et racines, et faites-les bouillir pendant un quart-d'heure dans six pots d'eau.

Battement de flancs.

Le battement de flancs dénote une grande inflammation d'entrailles. Il faut alors laisser reposer le bœuf, et lui administrer un lavement composé d'une décoction de bourrache, chicorée sauvage et bettes, le tout bouilli dans du petit-lait de vache ; on y ajoute quatre onces de miel, et autant d'huile de noix. Le lendemain on lui fait avaler une pinte d'eau tiède avec du suc de poireaux ; enfin, on lui applique sur les parties affligées un cataplasme fait avec de l'amidon et des graines de choux, le tout pilé ensemble et délayé dans l'eau froide. Après quoi, il faut laisser reposer l'animal.

Du Mal de ventre ou de la colique.

On reconnaît que l'animal souffre du mal de ventre ou de la colique, lorsqu'il se tord, piétine, se couche : quand, en se relevant, il tremble, c'est que le mal est causé par le froid.

Remède. Prenez une quantité convenable d'huile de rabette, chauffée par trois fois sur le feu, dans une poêle, comme de la friture, la laissant refroidir un peu dans l'intervalle des trois fois qu'il faut qu'elle soit chauffée, de peur que le feu n'y prenne ; étant tiède, faites la pren-

ûre à l'animal, que vous tiendrez chaudement
pendant quatre heures.

Des Tranchées du bœuf.

On reconnaît que le bœuf en est attaqué,
lorsqu'il se plaint, allonge le cou, se lève et se
couche souvent, change de place et sue : c'est
une maladie du printems, qui provient d'une
grande abondance de sang, ou de toutes autres
causes générales, comme de la nourriture, de
la boisson, etc.

Pour faire cesser ces tranchées, fendez les
extrémités de la queue et des oreilles, et frottez
rudement son ventre avec un bâton, après quoi
promenez-le une heure, et couvrez-le ensuite
pour le tenir chaudement à l'étable. Donnez-lui
pour nourriture de bon foin ; et à midi un picotin d'avoine, une poignée de farine de froment
dans de l'eau tiède pour boisson.

Si ce remède n'opère pas, faites lui avaler des
oignons cuits trempés dans du vin ; et chauffez-
lui le ventre avec une boisson, ou une poële
bien chaude.

Une poignée de graines de céléri et autant de
concombre, mêlées avec du miel et du vin,
sont aussi un bon remède à opposer à ce mal,
qui se guérit ordinairement en administrant à
l'animal malade les lavemens dont voici la composition :

Prenez une poignée de mauve, guimauve,
mercuriale, violette, chicorée sauvage et bourrache, de chacune la même quantité ; faites-en
une décoction dans trois pintes d'eau, laissez
réduire à moitié ; ajoutez-y

2 onces d'huile violat,
2 onces de casse.

Coulez le tout, et donnez-le en lavement ;
s'il n'opère pas, mêlez-y une chopine de vin

émétisé. Tenez le bœuf bien couvert, et lorsqu'il aura rendu son lavement, donnez-lui pour
breuvage une pinte de la décoction indiquée ci-
dessus.

Si les tranchées, proviennent des vents retenus dans les intestins, servez-vous du lavement
suivant. A une pinte de la décoction précédente, ajoutez :

  2 onces d'huile de noix,
  2 onces de suc de rue,

En un peu de sel commun ; mêlez le tout et
coulez.

Des Poux.

Les bêtes à cornes sont quelquefois sujettes
aux poux, alors pour les en délivrer on use de
la recette suivante.

Remède. Prenez un pot de fort vinaigre dans
lequel vous mettez tremper deux onces de sta-
phisaigre et une demi-once de poivre, le tout
moulu, pendant vingt-quatre heures, au bout
desquelles vous en lavez l'animal. L'arsenic employé par quelques bouviers est dangereux, parce qu'il brûle le cuir.

Du Mal de cuisse.

Ce mal qui est dans l'intérieur de la cuisse,
contraint l'animal de boiter d'un pied de derrière. C'est une espèce de gangrène ou tarc, maladie presque toujours incurable.

Remède. Faites de fréquentes saignées et
graissez la cuisse avec du sain-doux dans lequel
il y aura un tiers d'huile d'aspic; ensuite frottez
bien toute la partie avec du savon d'Alicante ;
répétez ce traitement deux fois en vingt-quatre
heures ; le succès n'en est pas toujours assuré.

Des gales qui surviennent aux traites ou trayons des vaches.

Pour remédier à ce mal, prenez :
Une demi-once, blanc de céruse,
Une demi-once, mine de plomb,
Une demi-once, litharge d'or.
Réduisez le tout en poudre, et mêlez-le dans de la graisse de porc fondue ; graissez la vache avec cette composition après l'avoir tirée. Répétez cette opération deux fois par jour jusqu'à parfaite guérison.

De la Petite Vérole pourprée.

Voici les signes par lesquels cette maladie s'annonce. Le bœuf a la tête basse, les yeux rouges, chassieux, troubles, tristes et larmoyans ; il paraît engourdi et abattu ; sa tête est lourde, pesante et penchée ; ses oreilles sont froides et pendantes. Il lui découle une chassie purulente, une bave gluante et épaisse, des naseaux et de la bouche ; il sort de son poumon une haleine très-puante ; difficulté de respirer, accompagnée quelquefois de battemens de flancs et de toux très-violente : il lui vient, plusieurs fois le jour des frissons irréguliers et si violens, qu'à peine peut-on le réchauffer. Les vaches tarissent peu à peu ; dans les excrémens des bœufs on voit les premiers jours de la maladie, des filets de sang. Les uns ont un flux de ventre considérable, d'autres ne fientent qu'avec des tranchées. On remarque un mouvement convulsif de l'épine ; depuis la tête jusqu'à l'extrémité du dos ; ils ne se soutiennent plus sur leurs jambes ; en appuyant la main sur leurs reins, on sent la peau presque séparée de la chair, et on s'aperçoit d'un froissement semblable à celui d'un parchemin sec. Il leur sort des boutons à la langue, au fondement, et même de tout le corps,

Le premier soin que l'on doit avoir est de séparer la bête malade des bêtes saines pour éviter la contagion, et de la mettre dans une étable bien éloignée, où elle soit à l'abri du froid et de la pluie, et où elle soit tenue chaudement.

Saignez promptement l'animal malade à la veine du cou, mais jamais dans l'instant des frissons.

Tirez aux bœufs deux livres de sang ; aux vaches, une livre et demie ; aux jeunes taureaux et aux génisses, une livre. On réitère la saignée deux ou trois fois, à douze heures de distance, s'il en est besoin, et selon la force de la bête ; mais il faut s'en abstenir dès que les boutons de la petite vérole commencent à s'augmenter. Entretenez alors l'éruption par l'usage du cristal et de la suie de cheminée.

Le cinquième jour où les pustules sortent, on peut faire des scarifications ou incisions à la peau de l'animal, et lui donner de la gelée faite avec des gros os de bœuf.

Faites plusieurs fois par jour, surtout avant l'éruption, et durant les frissons, des frictions avec des draps grossiers, ou avec des bouchons de paille humectés de quelque huile pénétrante.

Demi-heure après la saignée, faites avaler à l'animal le breuvage dont voici la recette.

Faites bouillir pendant un quart-d'heure une poignée d'absynthe, de sauge, de cresson d'eau, coupée bien menu dans une pinte de vin et autant d'eau ; après avoir coulé à travers un linge, on ajoute à la liqueur une demi-once de safran coupé bien menu ; on partage le tout en quatre parties égales qu'on donne à la bête malade de 4 heures en 4 heures après l'avoir fait chauffer, ayant soin de ne rien lui donner dans l'intervalle des prises. Si la maladie augmente, administrez-lui ce

Breuvage. Prenez une chopine de bon vin,

demi-once de fiente de pigeon fraîche, et à son défaut, de celle de poule, mais un peu plus ;

 2 gros de soufre,
 1 gros d'ellébore noir en poudre,
 3 gros de salpêtre,
 1 gros de sabine, pour les bœufs,

mais demi-gros pour les jeunes taureaux et pour les vaches. Si les vaches sont pleines, il ne faut leur donner ni ellébore, ni sabine.

Une poignée un peu forte de graines de genièvre bien écrasées ; laissez infuser le tout pendant une demi-heure sur la cendre chaude, sans le faire bouillir. Partagez ce breuvage en deux prises, que vous donnez à douze heures de distance l'une de l'autre. Réiterez ce remède selon le besoin. Pendant toute la maladie, ayez soin de leur faire boire souvent de l'eau dans laquelle vous aurez fait bouillir de la bourrache et de la buglosse.

Autre remède. Après avoir tiré au bœuf malade une certaine quantité de sang, mettez dans un vase de terre, contenant environ un demi-setier ,

 3 cuillerées de fleur de soufre,
 1 cuillerée sel commun,
 1 cuillerée de graines de genièvre vertes ;

mêlez le tout ensemble, et donnez-en chaque jour une pincée à chaque bête, avant qu'elle sorte de l'étable. On peut encore lui faire avaler par-dessus deux verres d'urine d'enfant.

Autre remède. Faites une forte décoction avec de la racine de scorsonère et de caryophillata ou racise, de chacune quatre poignées, dans vingt-quatre livres d'eau, que l'on réduit à seize, y ajoutant quatre onces de corne de cerf ; deux ou trois fois par jour, durant tout le tems de la maladie, donnez deux grandes écuellées de cette décoction, le plus chaudement que l'animal la pourra souffrir.

Dès le second jour de la maladie, faites un séton à la partie du cou, appelée le fanon ; on peut encore en faire un à la crinière et au haut de la queue.

La manière d'appliquer ces sétons, c'est d'élever la peau de dessus le cou, le plus qu'on le peut, en la pinçant, ensuite la percer avec un fer rouge de la grosseur du doigt ; alors passez à travers le trou, une corde ou mêche qui sera frottée ou trempée dans un onguent nommé suppuratif ; à son défaut on se servira de vieux-oing : quand les sétons suppurent, il faut les panser tous les jours, en tirant doucement la mêche crainte de la faire passer entièrement. A chaque pansement, mettez de l'onguent suppuratif à l'entrée de chaque trou, et renouvelez la corde, quand la première sera hors d'état de servir ; car, il faut entretenir les sétons le plus long-tems qu'on pourra.

Les glandes qui sont proches et derrière l'oreille étant enflées, il faut y appliquer le bouton de feu, et y faire un cautère qui suppure abondamment.

Dès qu'on s'aperçoit de la salivation, il faut passer dans la gueule de la bête malade un bâton de saule en travers, afin de faire couler la bave, et lui tenir la tête penchée, afin qu'il n'avale pas ces matières.

A l'égard des pustules de la langue, durant la petite-vérole, il faut faire à peu près les mêmes remèdes, que pour le chancre volant (voyez cet article, page 3o.) Ces remèdes, pour les pustules de la langue, peuvent aussi servir pour celles du dos.

Seringuez du vin chaud dans les naseaux, lavez-en aussi les cavités et les yeux de ces ani-

maux. S'il leur vient au fondement des pustules,
à peu près semblables à celles de la langue, ra-
clez-les jusqu'à ce qu'elles saignent ; prenez ensuite une poignée de lierre terrestre ; après l'a-
voir pelée, frottez-en les endroits raclés ; mettez ensuite à l'animal un poireau dans le fondement.

Donnez à l'animal, pendant toute la maladie,
un breuvage fait avec de la farine d'orge ou de
froment, à laquelle vous pouvez ajouter du gra-
men ou du chiendent, des feuilles de violette
et de chicorée. Donnez-lui du foin sec auquel
vous mêlerez de la bourrache et de la buglosse.

Venin dormant.

On désigne sous le nom de venin dormant,
une humeur froide qui court entre cuir et chair,
soulevant un tant soit peu la peau. L'animal ne
mange que peu. En promenant les doigts sur le
dos, on l'entend craquer comme s'il était soufflé.

Remède. Saignez à la jugulaire une fois, et
deux heures après donnez un breuvage composé
d'une chopine d'urine d'homme, dans laquelle
vous aurez fait dissoudre, avec le pouce, dans
une cuiller, en plusieurs fois, une cassolée de
poudre à tirer ; ajoutez deux têtes d'ail pilées.
Si ce remède n'opère pas selon vos désirs, et
que ce soit en été, il faudra faire suer l'animal
aux orties ; ce qui se fait de la manière suivante :

Faites un trou dans un fumier à l'endroit le
plus sec, de telle façon qu'on puisse y faire entrer l'animal par un bout, lequel étant arrivé à
l'autre bout, ait du fumier à la hauteur du dos.
Cette opération faite, ayez des orties dont vous
l'entourerez et l'en couvrirez, mettant un peu
de fumier par-dessus, lui laissant la tête seulement à l'air : quand il aura sué environ trois
heures, selon sa force, retirez-l'en.

En hiver, on fera suer l'animal, dans le fu‑
mier, de la même manière.

Venin hâté.

On reconnaît que l'animal est attaqué de cette
maladie, quand il ne mange point, qu'il enfle
promptement et d'une manière très-sensible ;
quelquefois l'écume lui sort par le fondement,
et il urine souvent.

Remède. Faites-lui promptement une bonne
saignée à la jugulaire ; et si le sang ne vient pas
assez vîte d'un coté, il faut saigner de l'autre tout
de suite ; lui jeter promptement un drap de les‑
sive mouillé sur le dos, jeter trois ou quatre
seaux d'eau dessus et dessous le drap, en réci‑
divant de tems en tems ; lui mettre un bâton de
la longueur d'un pied, et gros de cinq à six pou‑
ces, dans la gueule, par les deux bouts duquel
on fera passer une corde par-dessus les cornes,
faisant monter le bâton jusqu'au coin de la
gueule ; ce qui s'appelle *bavoir.* Pour que l'ani‑
mal bave bien, il faut l'attacher bas, afin que la
gueule soit vers la terre ; pendant qu'il bavera,
apprêtez le breuvage suivant : une chopine de
vin blanc ou poiré, dans laquelle vous dissou‑
drez une cassolée de poudre à tirer, dans une
cuiller, avec le pouce, y ajoutant deux têtes
d'ail pilées ; donnez le breuvage ; retirez le ba‑
voir ; retirez le drap quand il sera guéri.

Du Bœuf qui ne mange point, ou qui a perdu l'appétit.

Lorsque l'on s'aperçoit que l'animal ne veut
point manger, on lui met autour du col, une
corde à laquelle sont attachées cinq ou six gous‑
ses d'ail ou des oignons. Ces gousses ou oignons,
à demi-cuits, ôtez-les alors, pour en substituer
des frais ; jetez-les dans un creux, que vous re‑

couvrez de suite , afin que la volaille ne les trouve point , car ce serait pour elle une nourriture dangereuse.

Peu de jours après qu'on a mis les gousses au cou de la bête, on verra couler des narines une grande quantité de glaires ou de pus : ordinairement les jambes enflent et deviennent roides ; mais peu à peu l'enflure et l'écoulement des glaires diminuent, les symptômes disparaissent totalement , et l'animal est guéri.

Moyens de faire tarir le lait des vaches.

Voici les moyens le plus ordinairement employés pour arriver à ce but.

Tirez environ une écuelléede lait dans un pot, ajoutez-y pour un sou de thérébentine de Venise, quevous faiies chauffer devant le feu, jusqu'à ce qu'elle soit fondue sans bouillir ; après quoi, lavez-en bien la mamelle partout deux ou trois fois le jour, pendant trois ou quatre jour.

Ou bien , prenez du bon vinaigre de vin , dans lequel vous faites détremper de la vieille argile , en y ajoutant pour trois sous de sang de dragon: après quoi barbouillez-en la mamelle deux ou trois jours de suite.

De la Rage.

Si une bête à corne est attaquée de la rage , faites le remède qui suit.

Remède. Prenez une demi-poignée de petite sauge , autant de rue , une poignée de paquerettes ou maguerites sauvages , la plante entière ; une pincée de racines d'églantier les plus grandes , une racine de scorsonère longue et grosse à peu près comme le doigt , un tête d'ail, faisant à peu près cinq ou six gousses comme une noisette , et du sel gris comme un œuf de pigeon,

Nettoyez, épluchez sans laver les simples ôtant la terre et les mauvaises feuilles ; jetez dans un mortier de marbre la sauge, la rue, la racine d'églantier ou rosier sauvage, et de scorsonère, mettez dessus les paquerettes, les gousses d'ail et le sel : pilez le tout ensemble, et mettez la moitié d'un demi-setier de bon vin blanc, et le broyez de nouveau, après quoi mettez cette espèce de bouillie dans un linge fort, pour exprimer, en tordant, tout le jus qu'on recevra dans un verre ou écuelle. Donnez deux verres le matin à jeun aux bestiaux enragés ; s'ils sont furieux et qu'ils ne veulent pas les prendre, il faut les suspendre par une chaîne ou collier, et les leur faire avaler avec une corne.

Beurre aromatique, anodin, résolutif et émollient.

Ce beurre s'emploie avec succès pour la tension des nerfs, la descente des boyaux et enfle ; en un mot, il résout, calme la douleur, ramollit, aide la circulation, et donne nourriture à la partie ; en voici la recette :

Cueillez à la fin de mai, et au commencement de juin, plein deux mains de chacune, les plantes dont suit la nomenclature :

Mouron à fleurs rouges, benoîte ou caryophillata, basilic, pouliot ou pouliotin, thym, romarin, sauge, lavande, hysope, sarriette, marjolaine, laurier, baume du Pérou, baume ou espèce de menthe, mélisse, pariétaire, seneçon, épinards, oignons de lis, racine de consoude ou oreille d'âne, millepertuis, grande scrofulaire ou herbe du siège, linaire ou lin sauvage, chardons aux ânes, ciguë, morelle, persicaire, camomille, mélilot, fleurs de safran ; fleurs d'yèble ou de sureau, bardane, jusquiame, mauve, joubarbe, mandragore, bouillon-blanc ou molène, cynoglose ou langue de chien, guimauve, mercuriale ou foirolle.

Desquelles plantes épluchez les grosses tiges, pour mettre le tout dans une chaudière ; ajoutez-y 12 livres de bon beurre frais et douze pots de grosse lie de vin ou de bon cidre, que vous ferez cuire sur le feu, pendant 7 à 8 heures. Retirez du feu, et à moitié refroidies, pressez lesdites herbes dans un gros linge pour en exprimer le liquide qui sera mis dans des cruches sans les remplir (car la fermentation s'y établirait dans les chaleurs), et qu'on aura soin de bien couvrir.

Observez qu'il ne faut pas graisser avec ce beurre sur les plaies, mais bien autour, et sur l'enfle seulement.

Conseils et précautions vétérinaires pour préserver les bestiaux des maladies épizootiques.

On a observé que les maladies des bestiaux les plus graves, susceptibles de contagion, et capables d'infecter bientôt tout ce qui les entoure ou les approche, tiraient souvent leur origine de la malpropreté dans laquelle on laisse les bestiaux, et de l'infection de l'air corrompu qui règne dans leurs écuries. En conséquence, on recommande aux propriétaires de bestiaux d'avoir soin :

1.° D'aérer fréquemment leurs écuries sans craindre d'y laisser entrer l'air frais, qui est infiniment moins nuisible que les exhalaisons renfermées et échauffées.

2.° D'en enlever fréquemment le fumier, et d'en renouveler souvent la litière.

3.° D'en laver de tems en tems les crêches et les rateliers, avec de l'eau de lessive de cendres. Ils peuvent aussi se servir d'un vernis fait avec de l'huile d'aspic, et chargé de camphre.

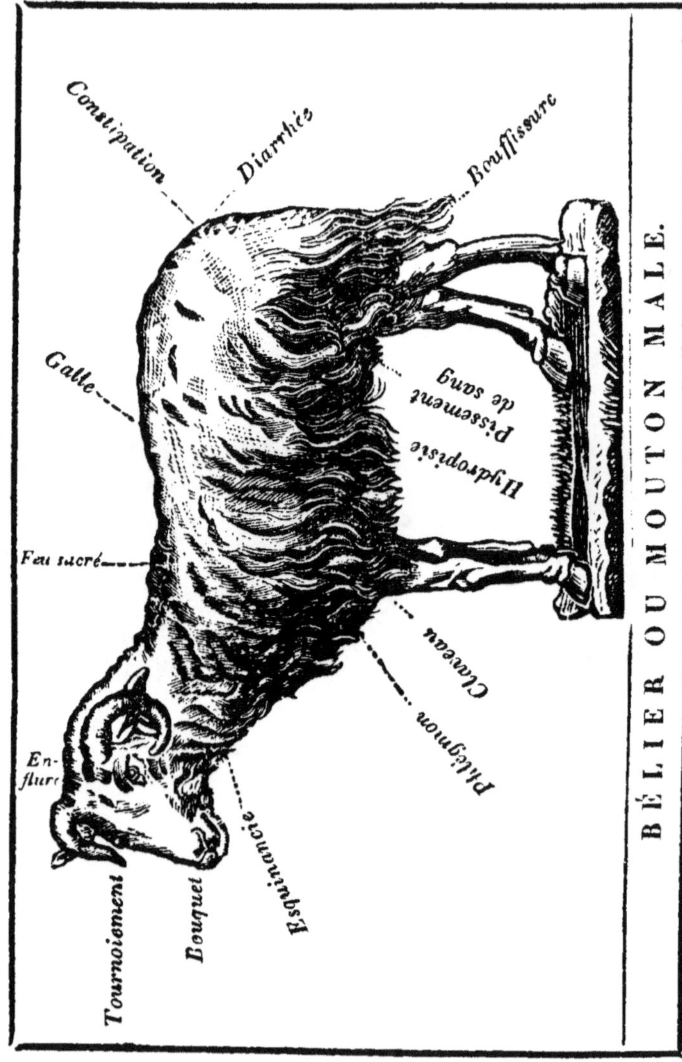

Constipation
Diarrhée
Broussissure
Galle
Hydropisie
Pissement de sang
Feu sacré
Claveau
Phlégmon
En-flure
Tournoiement
Bouquet
Esquinancie
BÉLIER OU MOUTON MALE.

4.º De faire sortir le bétail une ou deux fo's par jour , lorsque le tems et la saison le permettent , pour qu'il puisse prendre de l'air et du mouvement.

5.º De le faire frotter tous les jours, matin et soir , avec un bouchon de paille, et de le laver même de tems en tems.

6.º De l'abreuver hors de l'écurie , toutes les fois qu'il n'y aura pas d'obstacle majeur.

7º De lui donner habituellement la nourriture à dose réglée , de manière que son estomac n'en soit pas surchargé.

8.º Enfin , de ne pas le laisser paître dans des lieux marécageux ou humides, après le coucher du soleil.

DU BÉLIER , DE LA BREBIS , DU MOUTON ET DE L'AGNEAU.

Le *bélier* et la *brebis* sont le mâle et la feme'le ; le *mouton* est le mâle qui est châtré ; les petits se nomment *agneaux.*

On connaît l'âge des bêtes à laine par les dents du devant de la mâchoire de dessous. Ces dents, pointues et peu larges , sont au nombre de huit; l'animal les a toutes dès la première année de sa vie. Dans la seconde année, deux nouvelles dents remplacent les deux du milieu ; leur largeur les fait distinguer des six autres. Dans la troisième année, de chaque côté des deux dents dont nous venons de parler , s'établit une dent de même dimension. La quatrième année , l'animal a six dents larges; la cinquième , il ne lui en reste plus de pointues. Plus tard , on juge de son âge par l'état des dents mâchelières ; plus elles sont usées et rares , plus l'animal est vieux.

Il y a plusieurs variétés dans l'espèce des bêtes à laines, dont les principales sont: *le mouton
anglais*, point de cornes, laine fine ; *le mouton
d'Espagne* ou *mérinos*, espèce célèbre par sa
laine abondante, fine et frisée, et que l'on mul-
tiplie en France depuis quelques années ; *le mouton d'Islande*, ayant depuis quatre jusqu'à six
cornes à la tête ; *le mouton à large queue*, du
Cap de Bonne espérance ; *le mouton angora*,
haut sur jambes, tête à poil ras ; et enfin le mouton commun, fort répandu en France, où il y
en a plusieurs variétés.

Le Bélier.

Un bon bélier a la tête grosse, le nez camus,
les naseaux courts et étroits, le front large, élevé et arrondi ; les yeux noirs, grands et vifs ;
les oreilles grandes et couvertes de laine, l'encolure large, le corps élevé, gros et allongé, le
rable large, le ventre grand, les testicules gros,
la queue longue, et forte à sa racine ; un bélier
ne peut guères servir que huit ans ; un seul suffit
à quarante brebis. On connaît l'âge du bélier à
ses dents, et encore à ses cornes, qui forment
un nouvel anneau chaque année.

La Brebis.

Une bonne brebis doit avoir le corps grand,
les épaules larges, les yeux gros, clairs et vifs,
la cou gros et droit, le dos large, le ventre grand,
les tétines longues, les jambes menues et courtes, et la queue épaisse. Il faut prendre les brebis
comme les béliers, à l'âge de deux ans. A sept
ou huit ans elles s'affaiblissent. On peut donner
trente ou quarante brebis à chaque bélier. Il faut
choisir pour l'accouplement les bêtes blanches,
ou du moins celles qui n'ont que la face et les
pieds tachés.

Quand les brebis sont pleines, il faut empêcher qu'on les effraie, les bien nourrir, les conduire doucement, et les mettre à l'abri de tous
les accidens.

Une brebis porte environ cent cinquante
jours ; on connaît qu'elle est près de mettre bas
par un écoulement de sérosité et de glaires qui
sortent des parties naturelles, et que les bergers
appellent *les mouillures.*

Lorsqu'une brebis souffre trop long-tems
sans pouvoir mettre bas, il faut, si ce n'est pas
par agitation ou échauffement, la saigner. Si on
s'aperçoit que ce retard est l'effet de sa faiblesse,
on lui fait boire deux verres de piquette, ou de
bierre, ou de cidre, ou de poiré, ou de vin.

Si l'agneau se présente bien, et sort sans diffi-
cultés, on laissera la nature opérer, s'il a peine
à sortir, il faut l'aider, en le tirant peu à peu et
doucement aux mêmes momens où la brebis fait
elle-même des efforts pour le pousser au-dehors. S'il se présente mal, il faut tâcher de le
retourner : pour être bien, il doit présenter le
bout du museau à l'ouverture de la matrice ou
portière, et qu'il ait les deux pieds de devant
au-dessous du museau et un peu en avant ; il
faut que ses deux jambes de derrière soient re-
pliées sous le ventre, et s'étendent en arrière,
à mesure qu'il sort de la matrice.

Quelques heures après que la brebis aura mis
bas, donnez-lui un peu d'eau blanche tiède, du
son, de l'orge ou de l'avoine. Si elle fait plus
d'un agneau d'une portée, qu'elle soit grasse,
et que ses mamelles soient grosses et bien remplies, on peut lui laisser deux agneaux ; mais on
lui ôtera nécessairement le troisième. On ne lui
en laisse qu'un seul, si elle est faible, ou si elle
n'a que peu de lait. L'avoine ou l'orge mêlé
avec du son, des raves, des navets, des carot-

tes, des panais, des salsifis, des pois cuits, des fèves cuites, des choux, du lierre, augmentent le lait de la mère.

Quand les brebis allaitent trop long-tems, elles maigrissent et dépérissent, et leur laine perd de sa qualité.

Des Agneaux.

Lorsqu'on n'a ni brebis ni chèvre, pour allaiter un agneau qui n'a point de mère, on peut lui faire boire du lait tiède de brebis, de chèvre ou de vache; d'abord, par cuillerée, ensuite par le moyen d'un biberon dont le bec est garni d'un linge, afin que l'agneau puisse sucer ce linge, à peu près comme le mamelon d'une brebis. Il faut avoir soin de le tenir dans un lieu un peu chaud. Si l'on n'avait point de lait, on pourrait donner à l'agneau de l'eau tiède, mêlé de farine d'orge.

Assez souvent il arrive qu'il se forme dans la caillette des agneaux, de petites pelotes de laine que l'on appelle des *gobbes*. Les agneaux ont pris cette laine au mamelon de leur mère ou sur le dos d'autres agneaux, en voulant manger la bourre du foin qui y est tombée du ratelier. Ces pelotes de laine causent assez souvent la mort de ces animaux, et il est urgent d'éloigner ce danger.

Au bout de huit à vingt jours, on peut leur donner dans des auges de la farine d'avoine seule ou mêlée avec du son, des pois : on fait crever les pois dans de l'eau bouillante et on les mêle avec du lait. On peut aussi les mêler avec de la farine d'orge ou d'avoine : on peut leur donner aussi de l'avoine ou de l'orge en grains, du foin le plus fin, de la paille battue deux fois, du trèfle sec, des gerbées d'avoine, du sain-foin, des herbes de prés bas.

On les châtre à l'âge de six semaines, environ. Ils ne se sentent de cette opération que le premier jour, quand elle est bien faite ; ils ont les jambes un peu roides, et ne tétent pas ; mais dès le second jour ils sont comme à l'ordinaire. Voici comme se fait l'opération de la castration.

Le berger couche l'agneau sur le côté droit près du bord d'une table, afin que la tête soit pendante hors de la table ; ensuite il place à sa gauche un aide, qui étend la jambe gauche du derrière de l'agneau, et qui l'empoigne avec la main gauche, à l'endroit du canon, c'est-à-dire au-dessus des ergots, pour la tenir en place. Un second aide, placé à droite de l'opérateur, rassemble les deux jambes de devant de l'agneau avec la jambe droite de derrière, et les contient en les empoignant toutes les trois de la main droite à l'endroit des canons. L'agneau étant ainsi disposé, l'opérateur soulève la peau du flanc gauche avec les deux premiers doigts de la main gauche, pour former un pli à égale distance de la partie la plus haute de l'os de la hanche et du nombril. L'aide du côté gauche allonge ce pli avec la main gauche, jusqu'à l'endroit des fausses côtes ; alors l'opérateur coupe le pli avec un couteau bien tranchant, de façon que l'incision n'ait que quatre à cinq centimètres (un pouce et demi) de longueur, et suive une ligne qui irait depuis la partie la plus haute de l'os de la hanche jusqu'au nombril. L'ouverture étant faite, en coupant peu à peu l'épaisseur de la chair jusqu'à l'endroit des boyaux, sans les toucher, l'opérateur introduit le doigt index, c'est-à-dire celui qui est près du pouce, dans le ventre de l'agneau, pour chercher l'ovaire gauche ; lorsqu'il l'a senti, il l'attire doucement au dehors de l'ouverture ; les deux ligamens larges, la matrice et l'autre

ovaire sortent en même tems. L'opérateur coupe
les deux ovaires, et fait rentrer les ligamens et
la matrice ; ensuite il fait trois points de couture
à l'endroit de l'ouverture pour la fermer, ayant
soin de ne passer l'aiguille que dans la peau,
sans qu'elle entre dans la chair ; il laisse sortir
au-dehors les deux bouts de fil, et met un peu
de graisse sur la plaie. Dix ou douze jours
après, lorsque la peau est cicatrisée, le berger
coupe le fil au point de couture du milieu, et
tire ensuite les deux bouts pour le faire sortir
entièrement, afin d'empêcher qu'il ne cause
une suppuration.

Des Maladies des agneaux.

Les agneaux en général, ont peu de maladie ;
mais on les reconnaît quand ils sont dégoûtés ;
ne tétent point, et ont le front chaud.

Remède. Dès que l'on s'aperçoit que des
agneaux sont atteints de quelques infirmités, le
premier soin doit être de les ôter d'auprès de
leurs mères. Les signes qu'ils donnent de maladies, sont les mêmes que celles des brebis, il
n'y a de la différence que dans les remèdes :
ainsi, lorsque les agneaux ont la fièvre, on
prend du lait de leur mère avec autant d'eau de
pluie, qu'on leur fait boire.

Quand les agneaux mangent de l'herbe encore mouillée de rosée, la *gratelle* leur vient au
menton : pour les en guérir, on prend de l'hysope avec du sel broyés ensemble, et on leur
en frotte le palais, la langue et tout le museau :
ensuite on lave la gratelle avec du vinaigre, et
on la frotte avec de la poix-résine fondue dans
du sain-doux.

Quelques-uns prennent du vert-de-gris, et
deux fois autant de vieux-oing, qu'ils incorpo-
rent à froid, et ils en frottent la gratelle.

D'autres mêlent dans de l'eau des feuilles de cyprès broyées, qu'ils laissent macérer, dont ensuite ils lavent le mal.

Pour les autres maladies des agneaux, on emploie les mêmes remèdes qui viennent d'être détaillés pour les brebis.

Traitement à faire aux moutons après la tonte.

La grande chaleur du soleil et les pluies froides sont à craindre pour les moutons pendant dix ou douze jours après la tonte. Un soleil ardent racornit leur peau sur le dos et la dispose à la gale. Les pluies froides les morfondent et les transissent au point de les faire périr, si on ne les réchauffe promptement.

Si l'on aperçoit quelque signe de gale sur les noutons, après la tonte, il faut aussi les frotter avec l'onguent dont voici la recette :

Faites fondre une livre de suif en été ou de graisse en hiver : retirez du feu et mêlez avec le suif ou la graisse un quarteron d'huile de thérébentine, ou plus, s'il est nécessaire, et frottez-en l'animal.

Erésipèle des moutons.

Avant d'appliquer le remède dont suit la composition, il faut raser les parties affectées aussi près de la peau que l'on pourra.

Remède. Après avoir saigné l'animal, pilez une bonne quantité de feuilles de cerfeuil sauvage, ajoutez une quantité de chaux égale à celle du suc exprimé ; joignez-y encore de la semence pulvérisée de fenu-grec, autant qu'il en faut pour donner à ce mélange la consistance de bouillie : laissez refroidir ; frottez les parties enflammées de cette espèce d'onguent tous les soirs, jusqu'à parfaite guérison, et tâchez d'en mettre de façon qu'il y en ait pendant toute la nuit, en sorte que l'onguent fasse son effet pendant que l'animal repose.

De la Fièvre.

On la connaît, quand la brebis cherche souvent le frais, qu'elle ne broute que la pointe des herbes et nonchalamment, marche avec peine, se laisse tomber en paissant, se retire seule et fort tard des pâturages.

Remède. Pour éteindre l'ardeur intérieure qui consume l'animal, saignez-le entre les deux cornes, du pied ou du talon; ne lui donnez point à boire pendant deux jours, et ensuite peu pendant la fièvre. La pluie lui est mortelle. On emploie les mêmes remèdes qu'on a indiqués pour les bœufs, en proportionnant la dose des drogues qui y entrent. (*Voyez fièvre des bêtes à cornes*, page 12.)

De l'Onguent, langue de cerf, *pour la guérison des maladies internes et externes des bêtes à laine.*

Cet onguent fébrifuge et alexipharmaque, pris intérieurement, sous la forme de bol, guérit la fièvre, le flux de sang, les morsures des serpens et autres animaux vénimeux; appliqué extérieurement, il guérit la gale, les boutons et autres maladies cutanées auxquels les bestiaux sont sujets. Voici la recette de cet onguent.

Cueillez au mois de mai de la plante que l'on nomme *langue de cerf*; pilez-la dans un mortier pour en tirer du suc; prenez une livre de ce suc et une pareille quantité de beurre frais; mettez ce jus et ce beurre dans un grand vaisseau pour les faire bouillir environ un quart-d'heure; versez ensuite ce mélange dans une large terrine d'étain, ou de terre bien vernissée pour le laisser refroidir; lorsque le tout est bien refroidi, prenez ce qui surnage sur la partie liquide, et remettez-le dans un pot de terre vernissé ; placez ce pot près du feu pour faire fondre le mélange une seconde fois, lorsque tout est bien fondu, laissez refroidir; ce qui donne un onguent verdâtre.

De la Bosse.

La bosse est une espèce d'enflure inflammatoire, qui survient aux glandes du gosier.

Remède. Il faut fendre la bosse par aiguillettes, larges de cinq quarts de pouces; en prenant garde au gosier; on fait des ouvertures avec un rasoir, et on a soin de les faire plus profondes dans les côtes; après quoi, on remplit lesdites ouvertures de sel menu, graisse de porc ou vieux oing: il faut tenir la plaie enveloppée pendant trois jours, et la panser une fois par jour, jusqu'à parfaite guérison.

Enflure du ventre.

L'enflure du ventre provient de ce que l'animal a mangé des herbes contraires et pernicieuses à sa santé, ou de celles que les bêtes venimeuses auraient infectées.

Remède. Faites-lui avaler un bon verre d'urine d'homme, ou gros comme un pois d'orviétan ou de thériaque délayée dans de l'eau.

Si, par hasard le mal est négligé, et que le virus gagne le cœur, il n'y a plus de remède.

Le Goitron.

Le goitron est une enflure qui vient aux bêtes à laine dessous la gorge, et qui grossit de manière à étouffer l'animal.

Remède. Tondez la laine, et graissez l'enflure avec un quarteron de graisse de porc, dans laquelle mettez deux onces de savon noir, et pour trois sous d'eau-de-vie, le tout bouilli ensemble ; graissez une fois le jour, jusqu'à parfaite guérison.

Des Loupes et Enflures.

On nomme loupes les enflures qui surviennent aux bêtes à laine, parce que ces enflures contiennent une humeur raccourcie.

Remède. Ouvrez la peau en quatre et extirpez la grosseur avec le bistouri : ensuite pansez la plaie avec du lierre terrestre, berle d'eau et bardane, en parties égales, pilées ensemble avec un peu de sel.

Quant aux autres enflures qui ne renferment que du pus ou de l'eau rousse, faites-leur une ouverture pour procurer l'écoulement de la matière ; après quoi, seringuez dans la plaie jusqu'à parfaite guérison de l'eau de cynoglosse dont nous avons indiqué la recette à l'article *Plaies, page* 12.

De la Rogne ou Gale.

Les pluies froides qui morfondent les bêtes à laine ; un trop grand chaud qui les frappe lorsqu'elles sont tondues, et qui les met en sueur ; les mouches qui les tourmentent trop ; les ronces qui les égratignent après la tonte, occasionnent cette maladie.

La gale saisit souvent les brebis ou moutons par le menton, et produit en eux une extrême langueur, et surtout un grand dégoût.

Remède. Il faut frotter le museau de l'animal avec un onguent fait d'huile de chenevis, d'alun de glace et de soufre vif, ou bien avec du vin, dans lequel on aura lavé de l'antimoine cru.

Si la gale attaque le corps de l'animal,

Remède. Prenez du camphre bouilli avec de l'huile d'olive ; frottez-en le mal deux ou trois fois , et lavez l'animal d'abord avec de l'eau de lessive , ensuite avec de l'eau commune. Si c'est en hiver , il faut tenir la bête chaudement.

On se sert aussi d'une graisse dont voici la composition.

Dans une livre de graisse de porc , incorporez cinq gros de vif-argent, jusqu'à ce qu'il soit imperceptible ; ajoutez-y de l'ardoise neuve pilée et passée au tamis fin , jusqu'à ce que la graisse soit bien bleue pour vous en servir il faut bien séparer la laine et frotter non-seulement la gale et les bubons de gale , mais encore tout autour ; et un pouce au delà , ce qui s'appelle arrêter la gale.

Des Gobbes.

Ce qu'on appelle ainsi , est une petite pelote plate , large d'un pouce par le milieu , et pointue des deux bouts , indigeste et quelquefois empoisonnée ; elle reste ordinairement dans la mulette , et en bouche l'entrée ou la sortie , ce qui empêche de passer les immondices , et peut faire périr le mouton ; les symptômes que donne le mouton engobbé , sont qu'il regarde en haut et fait un peu le haut dos. Ce mal résulte d'une indigestion ou d'une composition empoisonnée. Voici la composition d'un breuvage propre à faire dissoudre ces pelotes , si toutefois elle ne sont pas empoisonnées.

Breuvage. Prenez six blancs d'œufs dans lesquels mettez trois ou quatre sous d'huile d'olive, et le tiers d'une cassolée de poudre à tirer , le tout battu , et le faire avaler à l'animal engobbé. Répétez le même breuvage vingt-quatre heures après , s'il est besoin.

De la difficulté de respirer.

Cette difficulté de respirer ne provenant que

d'une trop grande abondance de sang , ou de quelque obstruction dans les conduits de la respiration , il faut fendre les naseaux de l'animal, ou leur couper le bout des oreilles.

De la Morve.

Cette maladie ; la plus dangereuse de toutes pour les bêtes à laine , se manifeste par un écoulement d'humeurs visqueuses, blanches ou rousses , sortant des naseaux. Les poumons viciés en sont la cause. Le premier soin que l'on doit avoir dans cette conjoncture , est celui de séparer la brebis morveuse des autres qui la lécheraient et périraient toutes.

Remède. Faites avaler à la brebis morveuse , une cuillerée d'eau de-vie avec du mithridate.

Autre. Mettez dans une cuiller de fer gros comme une noisette de soufre , que vous jetez ensuite tout bouillant dans un demi-setier d'eau, retirez-l'en , faites-le fondre une seconde fois , et jetez-le encore dans la même eau que l'on fait ensuite boire à la brebis morveuse.

Autre. Pilez de l'ail et de la sauge franche , que vous mettez dans de fort vinaigre , et que vous faites avaler à la brebis. Si dans trois ou quatre jours la brebis ne guérit point , il faut la tuer.

Du Claveau.

Le claveau est une fièvre inflammatoire, suivie de pustules plus où moins grosses qui peuvent affecter toutes les parties du corps de l'animal, mais dont le siège le plus ordinaire est sur celles qui sont dégarnies de laine, telles que la tête , l'intérieur des épaules et des cuisses , la poitrine , le ventre , les mamelles , etc. Ces pustules s'enflamment , suppurent , se dessèchent et tombent en écailles ou en poussière à des in-

tervalles inégaux ; ce qui a déterminé les praticiens à en reconnaître plusieurs espèces ; quelques personnes expérimentées se bornent à distinguer le claveau en régulier et irrégulier.

Quoiqu'il en soit, les moyens curatifs sont
en très-petit nombre, et même incertains ;
quant aux moyens préservatifs, ils consistent
principalement dans certaines précautions qu'il
est urgent de prendre pour mettre son troupeau
à l'abri de la contagion.

1.° A écarter soigneusement de son troupeau
les hommes, les animaux et même les substances inanimées, qui ont séjourné dans le foyer
de la contagion : tels sont les bergers, les maréchaux, les guérisseurs, les bouchers, les
chiens, les cochons, les volailles, les peaux de
moutons qui ont été attaqués de la maladie, les
effets généralement quelconques qui leur ont
servi.

2.° A ne jamais conduire son troupeau sur les
pâturages, ou les routes fréquentés par des
troupeaux claveleux.

3.° A ne jamais passer sous le vent d'un troupeau attaqué.

4.° A sacrifier sans miséricorde les premières
bêtes affectées, si elles ne sont pas en très-grand
nombre.

5.° A les tuer dans la fosse même, pour éviter
que le sang ne soit flairé par des bêtes saines,
ou léché par des chiens.

6.° A donner à cette fosse quatre pieds au
moins de profondeur, afin que les cadavres ne
puissent être déterrés.

7.° A séparer soigneusement les bêtes saines,
de celles qui ne le sont pas, lorsque ces dernières sont en trop grand nombre pour qu'on
puisse se déterminer à en faire le sacrifice.

8.° A faire baigner à grande eau, plusieurs fois

par jour, et pendant plusieurs jours de suite ;
si le tems le permet, toutes les bêtes qui ont été
exposées aux effets de la contagion.

9.° A brûler le fumier retiré des bergeries ou
ont séjourné des moutons claveleux.

10.° A passer un séton au fanon des bêtes qui
ont été exposées à la contagion : ce séton diminue presque toujours les effets de la contagion,
lorsqu'il ne les annulle pas entièrement.

11.° A les nourrir moins abondamment qu'à
l'ordinaire, l'expérience ayant prouvé que les
bêtes qui avaient le plus d'embonpoint, étaient
toujours celles qui étaient le plus tôt et le plus
gravement affectées.

12.° A ne les point entasser, comme on le fait
communément pour accélérer le développe-
ment de la maladie ; ce qui contribue à la rendre plus expansive et plus funeste.

C'est au moyen de ces précautions qu'on peut
mettre son troupeau à l'abri du claveau, ou du
moins d'en affaiblir beaucoup les dangers.

Quant aux moyens curatifs, les plus simples
sont: 1.° La séparation de l'humeur claveleuse ;
2.° Son expulsion. On peut quelquesfois employer
la saignée, mais cela doit être avec beaucoup de
précautions.

Dans les campagnes, on met en usage le remède suivant pour le claveau.

On frotte le corps de l'animal avec de la poix-
résine seule, ou avec un onguent composé d'a-
lun, de soufre et de vinaigre mêlés ensemble.

Ce mal qui est pour les moutons ce que la
morve est pour les chevaux, peut être employé
avec succès pour garantir les bêtes à laine qui
n'en sont pas encore atteintes, en leur inocu-
lant le claveau avec du pus des boutons formés
dans cette maladie ; alors on doit prendre et suivre la méthode suivante, lorsque l'on veut faire
cette opération.

1.° Ne pas trop approcher les bêtes claveleu-
ses de celle à inoculer.

2.° Opérer par un tems d'une température
modérée, c'est-à-dire, au printems ou en automne.

3.° Faire deux ou trois piqûres seulement en
soulevant légèrement l'épiderme sans attaquer
la peau, et sans répandre de sang.

4.° Faire les piqûres au plat des cuisses sur
les côtes de la poitrine, en arrière des coudes.

5.° Inoculer peu d'animaux avec le virus du
claveau naturel, mais faire un plus grand usage
du virus du claveau artificiel, qu'on croit plus
mitigé et plus benin.

6.° Ne pas employer la matière trop avancée,
mais un peu avant sa maturité dans les boutons;
ce point est important pour la saisir au moment
où elle n'est point dégénérée : c'est au fond du
bouton qu'elle mûrit le plus tôt; on la prend ou
de côté ou à la surface; on n'épuisera pas un
bouton.

7.° Choisir de préférence le pus sur des bêtes
qui ne sont pas bien malades, et dont le claveau
est benin.

8.° Tremper le bout de l'instrument dans la
matière du bouton, pour l'appliquer sur l'*enta-
mure* ou l'*effleurure*, si l'on peut s'exprimer ainsi, faite à l'endroit de l'insertion, et immédiatement après passer le doigt dessus.

Les uns, pour inoculer le claveau, emploient
la lancette ordinaire; d'autres, une aiguille légèrement cannelée et montée avec chasse. Le
virus se place dans la cannelure; on introduit
l'aiguille sous l'épiderme. Pour opérer en grand,
il faut deux aiguilles, dont une se charge pendant que l'autre pose la matière : cet instrument
est préférable à la lancette.

On doit contenir les animaux, sans cependant

les gêner, pour que l'inoculation se fasse bien.

Si elle ne produit aucun effet, au bout de quelques jours on le répète.

Il ne faut pas faire sortir les animaux soumis à l'inoculation.

S'il survenait de la gangrène aux plaies des insertions, il serait pressant de faire des scarifications, et de panser d'abord avec des lotions fréquentes d'eau-de vie camphrée et de vinaigre : et ensuite d'y appliquer des compresses trempées dans une dissolution de thérébentine par de l'eau-de-vie camphrée ; pendant cinq à six jours, on donnerait aux animaux qui éprouveraient cet accident, le matin et le soir, un verre de décoction de racine de gentiane. Le régime des autres sera un peu de son gras et de grains concassés, et des fourrages choisis.

Revenant sur les moyens curatifs du claveau, nous dirons qu'on peut suppléer à la saignée par la diminution de la nourriture et l'usage de l'eau blanche avec le son, et à défaut d'eau blanche d'une décoction de foin.

Le séton passé au fanon dès le commencement de la maladie, prévient toujours les dépôts par esquels le claveau se termine trop souvent.

Si l'éruption semble se faire difficilement, on peut donner avec succès l'infusion de fleurs de sureau, à raison d'une chopine au moins à chaque fois.

La température la plus propre à favoriser l'éruption, est celle qui se rapproche le plus de la chaleur naturelle du corps. On ne doit donc faire sortir les animaux que par un tems doux et serein. La pluie, et surtout la pluie froide ferait rentrer l'humeur.

Si une humeur muqueuse, abondante et épaisse avait lieu par les narines, telle que l'animal ne pût respirer, alors une injection d'eau miellée dans les narines obstruées, ferait couler la matière, et rétablirait la liberté de la respiration.

Il arrive quelquefois que les pustules attaquent les pieds ; il faut dans ce cas mettre le pied affecté dans un bain d'eau tiède. Si elles sont sous la corne, on enlève la partie du sabot sous laquelle est le mal, qui alors guérit très-promptement.

Il n'est pas rare que les boutons réunis forment des ulcères fort étendus, qui gangrènent facilement ; alors il faut emporter avec un bistouri, ou un rasoir : tout ce qui est noir et gangréné. On lotionne ensuite la plaie ou avec une décoction de quinquina, ou une décoction d'écorce de châtaignier ou de saule, ou de feuilles de noyer, de ronce ou d'aigremoine.

Lorsque les animaux sont guéris, on ne doit point les mettre tout d'un coup à la nourriture ordinaire ; il faut, au contraire, ne les y amener que peu à peu.

De la Rougeole.

Pour remédier à ce mal, prenez trois onces de romarin que vous faites bouillir dans une chopine et demie de vinaigre ; frottez en les brebis, ayant soin de séparer les brebis malades des brebis saines, et de les garantir du froid avec tout le soin possible.

De la Petite-Vérole.

Dès qu'on s'aperçoit qu'une brebis est attaquée de la petite-vérole, il faut la séparer du reste du troupeau.

Donnez ensuite à cette brebis un grain de civette, mêlée dans une cuillerée d'eau-de-vie. Cela fait sortir la petite-vérole.

Nous ferons observer que la civette ne saurait

se dissoudre que dans un jaune d'œuf; et qu'on ne la mêle avec de l'eau-de-vie qu'après qu'elle est dissoute.

Si c'est une petite-vérole d'été, prenez des feuilles d'aune au commencement du printems, lorsqu'elles poussent, et faites-les sécher; après quoi faites-en bouillir une poignée dans une pinte de bierre dans un vase fermé, jusqu'à ce qu'elle devienne gluante et qu'elle file; alors laissez-la refroidir jusqu'à chaleur de lait; prenez un pinceau ou des évergettes, frottez-en les brebis malades sous la poitrine, entre les jambes, aux yeux, aux oreilles et au visage; continuez cette opération soir et matin, tant que la petite-vérole donne encore quelque humidité. Dans l'espace de trois ou quatre jours les brebis seront guéries. On peut les mener aux champs pendant ce traitement, pourvu qu'on les frotte le matin, avant de sortir, et le soir après être rentrées.

Si c'est une petite-vérole d'automne, on donne aux brebis de la livêche et de la racine d'eupatoire femelle sauvage, l'une et l'autre réduites en poudre, deux fois par semaine, tant qu'elles sont malades. La dose pour cent brebis est d'un chapeau plein, et on la mêle avec trois fois autant de sel. Pendant ce tems, on les mène paître dans des champs secs, ou dans des endroits couverts de bruyère, et dans l'espace de trois semaines, leur guérison est achevée et complète.

De la Peste.

C'est une maladie où il n'y a point ou peu de remèdes, mais qu'on peut cependant prévenir.

Ce mal attaque les brebis en été et en hiver. Pour les en garantir, on a soin au commencement du printems et de l'automne, de leur faire boire, pendant quinze jours, tous les matins, avant d'aller aux champs, un breuvage fait d'eau dans laquelle on a trempé de la sauge et du marrube.

On prend encore de l'encens de genièvre, ou des herbes odoriférantes, on en parfume l'étable et les mangeoires, et on leur donne parmi leur nourriture ordinaire, du mélilot commun, du pouliot sauvage, de l'origuan, de la marjolaine, etc.

Lorsque les brebis sont atteintes de cette contagion, il faut d'abord les mettre à part, et tenter si les remèdes réussiront. On continuera toujours de leur donner le breuvage dont il est fait mention au commencement de cet article ; on y joindra du vin et de l'eau, dans lesquels on mettra dissoudre du soufre et du sel, trois fois autant que de sauge et de marrube, et on leur fera avaler cette préparation tous les trois jours : on peut encore leur administrer un peu d'orviétan, ou de la thériaque délayée dans du vin.

De la Toux.

La toux survient aux bêtes à laine, quand elles passent trop rapidement du chaud au froid, ou du froid au chaud.

Remède. Faites-leur avaler de l'huile d'amandes douces, mêlée dans du vin blanc un peu tiède ; puis donnez-leur à manger du pas d'âne ; ou bien faites-leur prendre un peu de mithridate dans une cuillerée d'eau-de-vie.

Si la toux est causée par une abondance d'humeurs, ce qui se manifeste par une haleine puante, usez alors des poudres dessicatives ; et servez-vous pendant le même tems du remède suivant :

Remède. Prenez pour chaque brebis une demie poignée de sel, que vous arrosez avec un peu de vinaigre, et que vous mêlez avec du goudron dans de la farine, pour leur en faire une pâte que vous mettrez dans leur auge.

Du Vertige, Étourdissement; en quelques endroits Sang, Folie, Tournoiement.

Le soleil de mars et les trop grandes chaleurs de la canicule causent cette maladie aux brebis. Dès qu'elles en sont atteintes, elles ne font que tourner et sauter sans aucun sujet; et dédaignent de manger : elles bronchent à tout moment. Si pendant l'accès on leur touche le front ou les pieds, on y sent une chaleur excessive.

Remède. Saignez-les à la tempe en petite quantité, ou bien à la veine qui est sous le nez, le plus haut possible ; d'abord la bête s'évanouit, ce qui est ordinairement un bon signe, et quelquefois aussi elle n'en relève point ; car la brebis guérit ou meurt.

Autre. Au lieu de la saignée qui est un remède extrême, on peut essayer celui-ci beaucoup plus doux.

Prenez des bettes sauvages, exprimez-en le suc, mettez-en dans le nez de la brebis, tâchez de lui faire manger de cette herbe ; ou bien coulez-lui dans l'oreille du jus d'orvale ou de toute-bonne.

Du Pissement de sang.

Chaque fois que cet accident survient à l'animal, donnez-lui une cuillerée d'huile vieille de mille-pertuis dans une chopine de bierre chaude, jusqu'à ce que la maladie ait cessé, ou bien du cumin pilé avec du sel ; ou bien de la tormentille, comme on a coutume de la donner au bétail. La graine ou semence rouge de buglosse, mêlée avec du sel est le meilleur remède contre cette maladie, non-seulement à l'égard des brebis, mais généralement à l'égard de tout le bétail.

Quelques personnes emploient avec avantage une poignée de cendre de hêtre mêlée avec autant de sel.

Des Abcès.

Les abcès sont aisés à remarquer par la tumeur ou bosse qu'ils poussent en dehors.

Remède. En quelqu'endroit du corps que ces abcès paraissent, il faut toujours les ouvrir, pour en faire sortir toute la corruption, et distiller dans la plaie de la poix fondue avec du sel brûlé et mis en poudre ; puis donner à la brebis de la thériaque délayée dans de l'eau : elle poussera toute l'humeur maligne au dehors, et purgera la brebis.

De la maladie des poumons.

Lorsque les moutons sont attaqués de cette maladie, il faut commencer par les changer d'air et de pâturage. Sans cette précaution, les remèdes sont sans effet.

Remède. Exprimez le suc d'une grande quantité de feuilles de pas d'âne, et celui d'une égale quantité de feuilles et de racines de plantain. Faites-en un mélange, auquel ajoutez la quatrième partie du suc d'ail. Joignez-y ensuite :

    1 livre de miel,

    1 once, anis en poudre,

    1 once, énula campana, aussi en poudre.

Donnez un demi-setier de cet apozême à chaque mouton, une fois par jour, jusqu'à parfaite guérison.

De la Bouchure.

On reconnaît assez ordinairement qu'un mouton est bouché, lorsqu'il est triste et qu'il ne mange point.

Remède. Faites bouillir du son de froment ; faites fondre dedans gros comme le pouce de savon coupé menu , et faites en avaler à l'animal plein une écuelle ; s'il est nécessaire , répétez ce remède au bout de vingt-quatre heures.

De la trop grande abondance de sang des moutons , et de la chaleur.

Quand le mouton est pris de trop de sang, il se couche et quelquefois se vautre par terre et meurt à l'instant ; il faut le saigner promptement des deux veines de dessus les yeux , avec un canif que l'on enfonce et qu'on relève de biais dans les deux petites cavités dessus les yeux ; cette opération faite , donnez-lui une demi-once de foie d'antimoine dans un demiard de cidre.

Le mouton trop chargé , peut se trouver pris de chaleur , alors il faut le mouiller promptement dans l'eau fraîche , et lui faire prendre , comme nous l'avons indiqué ci-dessus , une demi-once de foie d'antimoine dans un demiard de cidre.

De la vérole pouacre , ou Mauvais Museau.

On donne ce nom à des maux qui viennent à la tête et sur le nez des bêtes à laine. Quand ces maux sont en croûte , il faut les gratter avec un couteau , sans cependant les faire beaucoup saigner , avant de les frotter avec la graisse dont voici la recette : incorporez dans une livre de graisse de porc une once de vif-argent, jusqu'à ce qu'il soit imperceptible ; après quoi ajoutez-y :

1 demi-once de vert-de-gris ,
2 onces de mine de plomb ,
2 onces de blanc de céruse,

Le tout en poudre ; incorporez ces poudres avec une spatule, et graissez de suite l'animal, s'il en est besoin ; renouvelez la même opération au bout de huit jours. Si le mal était trop invétéré , il faudrait graisser avec de la friture

de poisson, avant que de répéter le remède ci-
dessus, afin d'enlever plus facilement les croûtes qui seraient formées.

De la Brûlure et de la Pourriture des brebis.

Si une brebis a l'œil rouge, elle est brûlée ;
si l'œil est trop blanc elle est pourrie. Outre
les remèdes préservatif généraux donnés dans
le cours de cet ouvrage et qui peuvent servir
pour toutes sortes d'animaux, en voici un qui a
été reconnu excellent.

Remède. Prenez une once de foie d'antimoine
crû, enveloppez-le dans un linge, et mettez-le
tremper dans une pinte de vin blanc ; melez - y
huit dragmes de séné ; ajoutez-y même de la
muscade, du sucre et autres épices chaudes ;
car les maladies des animaux paissans viennent
presque toutes du froid et de l'humidité. Laissez infuser ces drogues vingt-quatre heures, et
les faites bouillir ; donnez-en un demi-setier à
chaque brebis.

Des Meurtrissures des chairs.

Ces meurtrissures sont causées par coups ou
dentures de chien. S'il n'y a point d'ouverture
qui laisse cours à l'épanchement du sang qui
survient, et qui tourne alors en corruption, il
faut, avant tout, calmer la partie irritée, et aider la circulation du sang interrompue, par le
moyen du beurre aromatique dont nous avons
donné la recette à la page 51 de cet ouvrage ;
dans le cas où il y aurait amas de sang corrompu, il faudrait faire ouverture et graisser la
partie avec de l'eau-de-vie, du savon noir et du
beurre frais, bouillis ensemble en parties égales.

De l'eau croupissant dans le corps des bêtes à laine.

Les rotoires du fumier sont assez souvent la

cause qui produit cette eau ; pour connaître cette maladie , abattez le mouton sur le dos, et faites-lui flotter le ventre avec la main ; s'il renferme de l'eau , vous l'entendrez clapoter.

Remède. Délayez dans un demiard de cidre , deux onces de levain , et une demi-once de thériaque ; faites avaler à l'animal , et répétez au bout de vingt-quatre heures s'il est nécessaire.

Autre. Mettez dans un demiard d'urine d'homme , deux gousses d'ail pilées avec une bonne poignée de sel ; faites avaler à l'animal, et répétez au bout de vingt-quatre heures , s'il en est besoin.

Du Mal des yeux.

Pour guérir le mal des yeux des moutons. exprimez une grande quantité de grande chélidoine , et mettez-en dans l'œil jusqu'à parfaite guérison.

Si les yeux paraissent très-enflammés , ajoutez-y une égale quantité d'eau de plantain.

Mais si les yeux sont chassieux par rapport à quelque rhume, il faut alors, tous les matins, les étuver légèrement autour des paupières avec une compresse trempée dans de l'eau , où l'on aura versé quelques gouttes de bonne eau-de-vie

De la Jambe rompue.

Remettez-la droite ; frottez-la d'huile et de vin mêlés ensemble ; enveloppez-la d'un petit morceau de drap autour duquel vous mettez et liez de petites éclisses. Après quoi, donnez quelques jours de repos à l'animal dans la bergerie.

Des Brebis boîteuses.

Il arrive assez souvent que les brebis boîtent, ce qui leur vient, ou de lassitude, ou d'avoir eu les ongles amollis, en demeurant trop long-tems dans leur fiente. Si ce mal vient de lassitude, on

ne les mènera point aux champs avec les autres.
S'il leur vient d'avoir les ongles amollis, coupez-en l'extrémité, mettez dessus de la chaux
vive enveloppée d'un linge, et la laissez un jour
seulement; ensuite mettez-y du vert de-gris,
et ainsi alternativement jusqu'à ce que les ongles soient guéris.

Autre. On fait bouillir et réduire en onguent,
plein une cuiller de fer de vieille huile de noix
ou d'olive, et gros comme le pouce d'alun pulvérisé; on en frotte l'ongle, après en avoir
coupé tout ce qui est gâté : il s'endurcit bientôt.

Des Poux.

Pour chasser les poux et autres insectes qui
tourmentent les brebis, il faut se servir de l'infusion d'une demi-livre de tabac dans quatre
ou cinq pintes d'eau, à laquelle on ajoute une
poignée de sel ; on en lave avec soin l'animal.

On se sert aussi du même onguent pour la
rogne ou gale, et de l'eau de lessive, après quoi,
on les lave avec de l'eau nette.

Quelques cultivateurs emploient de la racine
d'érable bouillie dans de l'eau, et en frottent les
brebis.

De la Désinfection des bergeries.

Les agens les plus propres à entraîner et à
détruire les particules du virus qui ont pu s'attacher aux murs, aux rateliers, au pavé des
bergeries sont le feu et l'eau, surtout lorsqu'ils
sont combinés ensemble. Un berger doit alors
plonger un balai ou une forte brosse dans l'eau
bouillante, en inonder, et laver avec force et
long-tems, tous les objets auxquels ces particules ont pu s'attacher.

Il arrive assez souvent que le sol de la bergerie
est en terre, alors il faut en enlever deux ou trois
pouces, qu'on remplacera par de nouvelle terre,

ayant soin d'enfouir profondément celle qu'on a retirée.

On doit brûler sans retard le fumier sur lequel auront séjourné des bêtes malades ; il faut laisser les écuries ouvertes pendant quelque tems, et pratiquer des ouvertures propres à laisser passage aux courans d'air, si toutefois il n'y avait pas de fenêtres.

De la Morsure des hérissons.

Il arrive quelquefois que les brebis sont tétées et mordues par les hérissons, ce qui leur cause presque toujours la mort et à leurs agneaux, quand on n'y remédie pas promptement.

Remède. Faites bouillir de l'urine, du sel et du savon ensemble, et frottez-en la mamelle et la tétine de la brebis, le plus chaud qu'il sera possible ; et répétez souvent le frottement. Le venin du hérisson est si actif que la tétine et la mamelle s'ulcèrent promptement, ce qui ne guérit pas si vite ; il se passe souvent un mois avant l'entière guérison. Ecartez l'agneau de la mère, jusqu'à ce que tout ait disparu.

Des morsures de chien ou de loup.

On arrête le venin de ces morsures par le moyen, ou de l'huile d'aspic chaude, ou de l'huile bouillante, ou du sel menu, qu'on met dans la plaie ; après quoi on pile des feuilles de bardane ou de *teigneux* avec un peu de sel ; puis on prend le marc, dont on fait tomber le jus dans les plaies, si c'est en hiver, il faut se servir d'huile d'*hypéricum* dans laquelle on ajoute un peu d'onguent rosa que l'on fait fondre ensemble, et qu'on met dans les plaies un peu chaude, plaies qu'on panse une fois le jour.

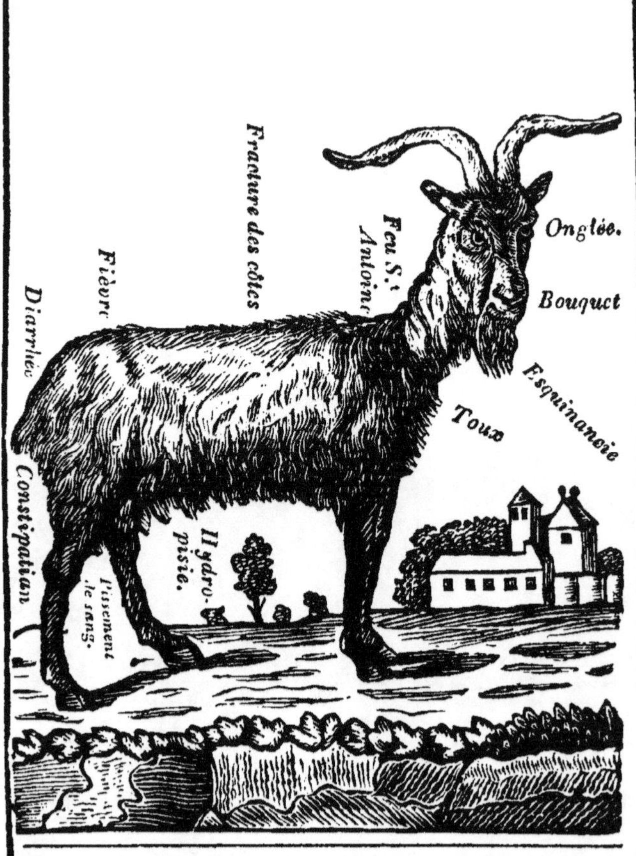

BOUC, MALE DE LA CHÈVRE.

DU BOUC, DE LA CHÈVRE ET DU CHEVREAU.

Le mâle des chèvres s'appelle bouc; ses cornes, outre son sexe, le distinguent de la chèvre, il s'en distingue aussi par l'odeur forte et désagréable qu'il répand. Le petit de cette espèce d'animaux, se nomme chevreau.

Les chèvres ont beaucoup de rapport avec les brebis, quant à la nourriture; mais quant à l'instinct naturel, celui des chèvres est très-difficile à gouverner.

Un chevrier ne peut guère conduire plus de 5o chèvres. Ces troupeaux se gouvernent comme ceux de brebis.

Les chèvres coûtent peu, et font un grand profit; elles aiment les montagnes et les endroits stériles, mais elles craignent beaucoup le froid; cependant la rosée du matin leur fait du bien.

Leur chair, graisse, lait, peau, poil, et les chevreaux, qu'on nomme aussi cabris, sont d'un grand rapport; elles coûtent si peu, qu'on ne leur donne du foin que quand elles font leurs petits.

La chair de chevreau est bonne, tendre et délicate; pourvu qu'elle n'ait pas plus de six mois; celle des chèvres et des boucs châtrés est solide et nourrissante.

Communément on la sale pour la provision de la ferme.

Les chèvres donnent beaucoup plus de lait que les brebis, et ce lait est beaucoup plus sain et meilleur. On trait les chèvres soir et matin pendant cinq ou six mois de l'année, et elles rendent tous les jours quatre pintes de lait, dont on peut faire des fromages, parce qu'il caille aisément: Ceux qui veulent les ménager, ne laissent téter le chevreau que quinze jours ou trois semaines.

Une bonne chèvre doit avoir la taille grande, la marche ferme et légère, le poil épais, doux et uni; les mamelles grosses, et le pie gros et long; il faut aussi qu'elle soit large du derrière, qu'elle ait les cuisses fortes et les jambes courtes et jointées. On préfère celles qui n'ont point de cornes. On les choisit depuis un an jusqu'à cinq, quoiqu'elles portent pendant près de sept ans.

Pour engraisser les chèvres et les boucs, on les mène dans les lieux où elles trouvent de la nourriture en abondance. On peut aussi les engraisser avec des choux ou des raves, des naveaux ou du sainfoin.

Le bouc doit avoir le corps grand, les jambes grosses, le cou charnu et court, la tête petite, le poil noir, épais et fort doux à la main; les oreilles grandes et pendantes, la barbe longue et touffue: ceux qui ont des cornes sont moins estimés. Un seul suffit depuis deux ans jusqu'à cinq, à une centaine de chèvres, après quoi on le châtre et on l'élève comme il suit; savoir: en été, on le mène dans les lieux où il se plait, et où il y a assez de nourriture et d'eau en hiver; on lui donne des choux, raves, navets, sainfoin, un peu de sel et autres substances dont on repait les brebis, et on le tient chaudement.

Il faut nétoyer l'étable tous les jours, le fumier étant contraire aux chèvres, de même que l'excès du chaud et du froid.

L'été, elles couchent bien sans litière, et n'en sont que mieux.

Les chèvres sont en chaleur depuis la mi-septembre jusqu'à la fin de novembre: elles portent cinq mois; il ne faut point les livrer au bouc qu'elles n'aient deux ans. Une bonne chèvre donnera , d'une même portée , deux ou trois chevreaux ; mais il ne faut lui en laisser qu'un à nourrir : on fait élever les autres par celles qui n'ont point de petits.

La race flandrine, qui est venue des Indes én Flandre , et qui est actuellement répandue dans différentes provinces de France , est préférable à toute autre , par le grand profit qu'on en tire.

Maladies.

Les chèvres sont sujettes aux mêmes maladies que les brebis ; et se guérissent par les mêmes remèdes , excepté celles dont nous allons parler.

Remarquez 1.° que quand il y a contagion , ou qu'on la craint, on ne doit jamais négliger les remèdes généraux ou préservatifs : l'expérience apprendra combien ils sont précieux. 2.° Si une bête est attaquée de maladie contagieuse, il faut toujours la séparer des autres, pour empêcher la communication du mal.

De la Fièvre.

La fièvre rend ces animaux tout d'un coup languissans et abattus, les fait maigrir et mourir en peu de tems ; elle leur vient presque toujours d'un excès de nourriture.

Remède. On les met à part, on les saigne, on les fait jeûner et reposer jusqu'à ce qu'ils soient tout-à-fait remis ; on soigne aussi le restant du troupeau , et on ne le laisse paître qu'une fois le jour , pendant deux ou trois jours.

De l'Hydropisie.

Elle vient aux chèvres pour avoir bu trop d'eau.

Remède. Pour les en guérir avant qu'elle soit formée , il faut leur faire une ponction ou incision au-dessous de l'épaule, afin de leur faire couler par là tout l'amas d'eau qui leur enfle le ventre ; on met sur la ponction une emplâtre faite de poix de Bourgogne et de sain - doux, pour guérir la plaie.

De l'Enflure.

Elle vient aux chèvres après qu'elles ont chevroté.

Remède. On leur fait avaler un bon verre de vin rouge, ou un demi-setier de vin doux cuit.

Du Mal sec.

On connaît qu'elles en sont attaquées, lorsqu'elles ont les mamelles tellement desséchées, qu'il n'y a plus de lait du tout. Ce mal provient des grandes chaleurs.

Remède. On les guérit en les menant paître tous les jours à la rosée et en frottant leurs mamelles avec de la crême ou du lait bien gras. On peut aussi leur donner à manger des feuilles de vignes ou autres herbes tendres, en les tenant enfermées dans l'étable.

De la Contagion.

Ce mal vient aux chèvres, principalement d'une trop grande pâture ; c'est pourquoi, lorsqu'on en voit quelque chèvre atteinte, on doit la séparer et s'en défaire ; car il n'y a point de remède, et il faut saigner toutes les autres pour calmer la fermentation du sang et en diminuer le volume ; ne point les laisser paître de tout le jour ; et les jours suivans ne les faire pâturer qu'une fois. Cette diète les préserve de la contagion.

De la Langueur.

Quand les chèvres tombent en langueur, pour quelque cause que ce soit, donnez-leur à manger des joncs et des racines d'aubépine pilées et mêlées dans de l'eau de pluie, sans leur donner autre chose à boire. Si cela ne les guérit point,

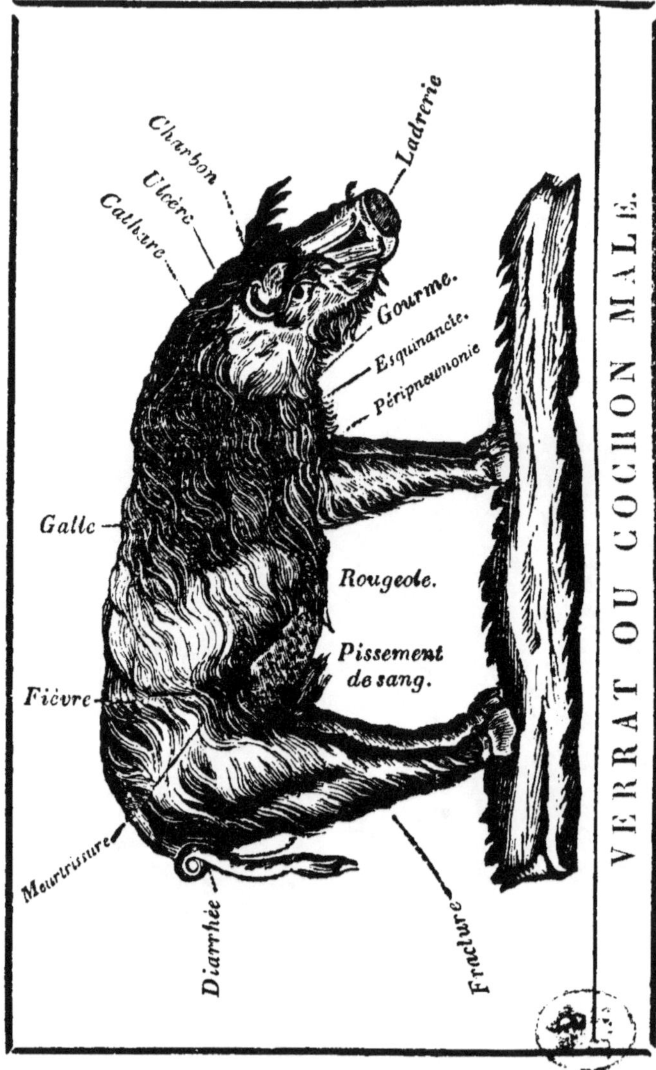
Charbon
Ulcère
Cathure
Ladrerie
Gourme.
Esquinancie.
Péripneumonie
Galle
Rougeole.
Pissement de sang.
Fièvre
Meurtrissure
Diarrhée
Fracture
VERRAT OU COCHON MALE.

alors il n'y a point d'autre partie à prendre que de les vendre , ou de les tuer pour les saler.

DU VERRAT , DE LA TRUIE ET DU COCHON.

Le *cochon* est le plus fécond de tous les bestiaux, et celui dont on tire le plus d'utilité pour les alimens. On le trouve dans tous les pays ; il est sale et gourmand , il mange de tout, n'est presque jamais rassasié ; et il vole la mangeaille des autres.

On appelle *verrat* un cochon qui n'est point châtré ; la *truie* est sa femelle , on doit choisir le verrat plus carré que long , court et ramassé, ayant la tête grosse, le grouin court et camus , les oreilles grandes et pendantes, les yeux petits et ardens , le cou grand et gras.

La castration peut avoir lieu à tout âge pour cet animal ; mais plus tôt elle est faite , moins elle peut devenir dangereuse. Il faut choisir un moment où la température soit douce ; les chaleurs vives et les froids rigoureux rendraient également la plaie d'une guérison difficile.

Un bon verrat suffit à dix truies ; on ne le fait souer que quand il a un an ; et quand il en a quatre ou cinq, il n'est plus bon à cet usage.

Une bonne truie a le corsage long et le ventre ample et large ; elle est féconde depuis un an jusqu'à six ou sept, et cochonne deux fois l'année ; elle porte quatre mois, et fait dans le cinquième ses petits, qui sont toujours en fort grand nombre, de dix ou douze au moins.

Les toits ou lieux où l'on met les porcs doivent être bien pavés, afin que les cochons ne fouissent point la terre de leurs étables, et que l'ordure et le mauvais air n'y séjournent point : et pour qu'ils n'en dégradent point les murs, on doit les garnir de bonnes planches.

Les cochons, quoique sales et ne cherchant que l'ordure et la fange pour s'y vautrer, demandent à être dans leurs étables avec beaucoup de propreté : cela les engraisse presqu'autant que la nourriture. Plus ils sont entretenus proprement, plus ils deviennent gras et forts.

On les mène paître depuis le commencement d'octobre, deux fois par jour, le matin après que la rosée est dissipée, jusqu'à dix heures, et depuis deux heures après midi jusqu'au soir. Depuis le mois d'octobre jusqu'à celui de mars, on les laisse paître pendant tout le jour, quand il fait beau.

En quelque tems que ce soit, surtout pendant les chaleurs, il ne faut jamais leur laisser endurer là soif ; elle leur cause une petite toux sèche qui les amaigrit tout d'un coup, et leur donne la fièvre. Rien ne les désaltère mieux que le petit-lait, et n'arrête mieux les mauvaises suites que pourrait avoir une soif trop ardente.

Ces animaux ne sont point délicats : lavures d'écuelles, égouttures de fromages, fruits, légumes, pommes de terres avariées ; tout leur convient.

Maladies des Cochons

Outre les remèdes préservatifs qui sont communs à tous les animaux, et qu'on ne peut trop avertir d'employer au besoin, on peut encore infuser dans de l'eau, pendant quinze ou vingt heures, de la graine ou des racines de concombres sauvages bien pilées, et faire boire cette eau tiède aux cochons, de tems en tems : cela les préserve des maladies contagieuses.

On connaît qu'un porc est malade, quand il penche l'oreille, qu'il est plus paresseux et plus pesans que de coutume, ou qu'il est dégoûté : quelquefois aussi, il arrive, quoique malade, qu'il ne donne aucun de ces signes ; quand on

le voit diminuer peu à peu, il faut lui arracher ;
à contre-poil, une poignée de soie sur le dos :
si la racine en paraît nette et blanche, c'est bon
signe ; mais si l'on y voit quelques marques sanglantes ou noirâtres, le cochon est malade.

Fièvre.

On juge que le cochon a la fièvre, quand on
le voit baisser la tête, la porter de travers, courir dans les champs, ensuite s'arrêter tout court
et tomber étourdi. Il faut prendre garde de quel
côté il penche la tête, pour le saigner à l'oreille
opposée, et ne lui donner à manger que des
choses qui puissent le rafraîchir. On saigne aussi
les cochons à une veine qu'ils ont au-dessous de
la queue, à deux doigts des fesses ; et pour ne
point manquer cette veine, on en bat l'endroit
avec une petite baguette de sarment ou coudrier,
afin de la faire enfler. Quand on en a tiré assez
de sang, on y fait une ligature avec de l'osier
ou de la grosse ficelle ; on tient le cochon enfermé pendant deux ou trois jours, jusqu'à ce
que la fièvre soit guérie, et on le nourrit avec
de l'eau tiède mêlée dans deux livres de farine
d'orge.

Lèpre ou Ladrerie.

Quand cette maladie commence, elle rend le
porc pesant et endormi ; ensuite sa langue, qu'on
lui fait tirer avec un bâton, son palais et sa gorge
se chargent de petites pustules noirâtres, les taches gagnent la tête, le cou et tout le corps ; le
cochon se porte à peine sur ses pieds de derrière, et la racine de sa soie est toute sanglante :
c'est à ces signes que les langayeurs de porcs
qui les visitent, reconnaissent qu'ils sont ladres.
Cette maladie est difficile à guérir, tout ce qu'on
peut y faire, c'est de mettre le porc ladre dans
un toit à part, de le nettoyer tous les matins soi-

gneusement, et de lui donner toujours une bonne et fraîche litière; ensuite on le saigne sous la queue; on le baigne souvent en eau claire, et on le laisse long-tems se promener. Il ne faut point lui épargner l'eau ni la mangeaille, et sa nourriture doit être du marc de vin mêlé avec du son et de l'eau.

La ladrerie ne se connaît pas toujours à la langue, car souvent il n'y a que peu ou point de grains, et cependant, quand on vient à ouvrir le cochon et à le mettre en pièces, on en trouve toute la chair chargée : en ce cas, comme elle est mal-saine, elle doit être jetée à la voirie; mais si la chair est seulement sursemée de quelques grains, le sel la corrige, en la laissant quarante jours en salaison.

Avives.

Il est reconnu que les avives des porcs sont sujettes à s'apostumer. Un porc qui a mal aux avives, ne mange presque point, fait le haut dos et tremble. Il faut lui coucher l'oreille lelong de la ganache, entre le col et la tête; et où tombera la pointe de l'oreille, là sera l'avive de chaque côté; il la faut ouvrir en descendant de près de deux pouces et demi de long avec le bistouri; après quoi, gratter avec la pointe d'un couteau dans l'ouverture. On en fera ainsi sortir du gravier, et même du pus, s'il y a plusieurs jours qu'il soit pris.

Remède. Mettez dans la place du sel menu et de la graisse de porc une fois par jour, et cela pendant trois ou quatre jours seulement.

Indigestion, Vomissement, Dégoût et Mal de rate.

La gourmandise des cochons les rend sujets au vomissement : souvent les mauvaises herbes leur causent le dégout; le vomissement leur vient de réplétion, et l'indigestion est causée par la crudité de leur nourriture.

Pour guérir le simple vomissement ; ratissez de l'ivraie, mêlez-en les ratissures avec du sel bien séché et de la farine de fêves ; donnez le tout au cochon avant qu'il aille aux champs.

Pour guérir l'indigestion ou le dégoût, tenez le cochon enfermé dans son toit afin de lui faire faire diète pendant vingt-quatre heures : ensuite donnez-lui beaucoup d'eau tiède dans laquelle vous aurez laissé infuser pendant vingt heures, de la graine ou des racines de concombres sauvages bien pilées, que vous lui donnez de tems en tems.

Trop de fruits mangés pendant les grandes chaleurs, lui causent le mal de rate : on le guérit en lui faisant boire de l'eau, où l'on aura laissé tremper du bois de romarin, qui a la vertu de dissiper les crudités et les enflures intérieures,

Échauffement.

Cette maladie qui est commune parmi les cochons dans les années de sécheresse, se manifeste d'abord par deux boutons blancs, comme des pois, entre les dents de la mâchoire du dessous. Dès qu'on les aperçoit il faut les couper avec des ciseaux, et faire en sorte qu'ils saignent ; il leur faut couper ensuite la fêve des deux côtés : cela fait, on prend un petit bâton long d'un pied, auquel on attache un petit linge au bout avec du fil ; on trempe ensuite ce linge dans de l'eau et du sel, et on en frotte plusieurs fois les boutons ; on jette ensuite de l'eau dans la gueule du cochon, et on le lui abaisse chaque fois qu'on le lui en a jeté dans la crainte qu'il n'en avale ; après lui avoir ainsi lavé la gueule plusieurs fois, on peut lui donner à manger.

On a observé que le cochon attaqué de cette

maladie, ne mange plus; si on négligait trop
long-tems à faire ce remède, il pourrait arriver
que le venin renfermé dans les boutons, ne ren-
trât dans la masse du sang, ce qui rendrait le
remède inutile.

Enflure.

Dans la saison des fruits, les cochons en mangent souvent de pourris, et en si grande quantité, qu'ils en deviennent enflés, cette enflure
deviendrait dangereuse, si on n'y remédiait.
Dans ce cas, on fait une décoction de choux
rouges, qu'on leur donne à boire, ou bien on
mêle de ces choux dans leur nourriture, on les
nourrit simplement de feuilles de mûrier bouillies dans de l'eau; ce qui dissipe l'enflure en
peu de tems.

Catarrhe et Enflures des glandes au cou.

Pour guérir les cochons du catarrhe, saignez-
les sous la langue, et frottez le mal de sel broyé
et de pure farine de froment.

Employez le même remède quand vous verrez
qu'un cochon a les glandes du cou enflées, ou
le cou plein de tumeurs, qui ne viennent que
d'une abondance d'humeurs grossières qui n'ont
point de mouvement. On peut encore faire saigner le cochon aux épaules, et lui frotter tout
le cou et le grouin de sel et de farine, ou bien
lui faire avaler avec une corne, six onces de ga-
rum.

Gale.

On la frotte rudement à contre-poil avec de
l'eau de lessive, ensuite on fait baigner le cochon dans de l'eau claire. Il y a des personnes
qui frottent la gale avec du tabac infusé dans de
l'eau tiède, ou avec de l'urine et un peu de fleur
de soufre. On peut encore se servir du remède
qu'on emploie pour le catarrhe.

Plaies des Porcs, en général.

Les plaies des porcs se pansent toujours avec du sel, comme pour une morsure de chien ou de loup : il faut force sel pour arrêter le venin, avec graisse de porc, blanc de poireau, ou quelques simples, telles que le lierre terrestre ou la bardane, toujours pilées avec du sel ; ainsi, il suffit, pour le pansement de toutes leurs plaies, de sel menu et de graisse de porc ; s'il n'y a point de pus dans la plaie, on la couvre de tarc chaud dans lequel on met du sel.

Peste.

On jette à la voirie les cochons qui en sont attaqués, n'y ayant point de remède : mais on les en préserve en leur faisant boire de tems en tems de l'eau dans laquelle on a fait tremper pendant un jour des racines d'afrodille.

Léthargie.

On connaît cette maladie, quand les cochons qu'on mène paître, tombent au milieu des champs, et s'endorment au soleil.

Pour guérir cette maladie qui leur fait perdre l'appétit, et les fait maigrir en peu de jours, il faut les tenir enfermés sans boire ni manger pendant vingt-quatre heures ; le lendemain, s'ils sont altérés, on leur donne de l'eau dans laquelle on a fait tremper des racines de concombres sauvages broyées ; après qu'ils ont bu, il leur prend un vomissement qui les guérit : ensuite on les nourrit de pois chiches ou de fèves arrosées de saumure ; puis on leur fait boire, afin de les désaltérer, de l'eau chaude, dans laquelle on mêle ordinairement deux poignées de son.

Gourme.

La gourme n'est autre chose que des apostumes qui viennent aux cuisses et aux jambes

8

des porcs, lorsqu'ils sont jeunes; on les ouvre avec le bistouri, lorsqu'ils sont mûrs, pour en faire sortir le pus, et on met dedans du sel et de la graisse de porc.

Coups et Meurtrissures.

Un porc peut recevoir un coup violent qui rompe quelques vaisseaux; ce qui occasionne un fort gonflement dans la partie lésée. Il peut aussi être mordu par un chien ou un loup; si le sang ne s'épanche point au-dehors, il en résulte une enflure douloureuse, ainsi que des nerfs blessés.

Remède. Ayez un quarteron de graisse de porc,

    3 onces de savon coupé menu,

    1 quarteron de tarc, et une petite mesure d'eau-de-vie.

Faites bouillir le tout ensemble, et graissez en chaud l'animal, une fois le jour, jusqu'à parfaite guérison.

Serrement des dents.

Les alvéoles des mâchoires des cochons se gonflent quelquefois; ce qui les empêche de manger.

Remède. Donnez-leur, indépendamment de leur nourriture, soir et matin, deux poignées de pois crus.

Soies.

L'on connaît qu'un porc a les soies, par une touffe de poils qui paraît au-dehors du col, vis-à-vis du gosier, ce qui l'empêche de manger, parce qu'il y a une autre petite touffe de poils dans les chairs jusqu'au gosier, ce qui forme au-dehors et au-dedans un petit rond comme une fistule.

Il faut, avec une aiguille enfilée de double fil, le passer deux fois, c'est-à-dire, faire un arriè-

re-point sur le rond où est la touffe de poils ;
pour soulever ensuite doucement, par le moyen
de ce fil, et couper tout autour avec le bistouri,
en prenant garde de couper la touffe de poils
qui est au-dedans, que l'on grattera peu à peu
tout autour en descendant pour l'avoir en entier : après quoi mettez dans la plaie du sel menu et de la graisse de porc une fois par jour,
pendant deux ou trois jours seulement.

Supplément à l'article du Taureau, de la Vache, etc. (1).

DU VÉLAGE.

*Signes d'avortement, avec la manière de re-
placer le veau déplacé*

Quand une vache est malade pour avorter,
elle meugle, piétine, se détord comme étant
prise du mal de ventre, elle amouille de naissance, et jette des filandres ; quand vous verrez ces symptômes, il faudra, avec le poing,
sonder le veau, du coté droit à la capacité du
flanc, faisant frotter un peu, pour sentir au
tact et savoir s'il est mobile, c'est-à-dire, vivant,
car s'il était immobile, il serait mort ; (suivant
qu'il sera fort et haut dans le flanc, il sera plus
ou moins prêt à venir) ; il faut sonder aussi à
l'autre flanc ; s'il s'y trouve, c'est une marque qu'il est déplacé. Dans le cas où le veau
n'est que déplacé, il faut prendre un drap que
l'on passera dessous le ventre, le lever doucement et peu à peu à quatre personnes, qui
lorsqu'elle viendront à se fatiguer, le relâche-

____

(1) Voyez pages 3 et suivantes.

ront aussi tout doucement, après quoi resonder au tact pour voir s'il est remonté ou retourné : s'il ne l'est pas répéter jusqu'à trois fois la même opération; alors s'il n'est pas replacé tout-à-fait, c'est une marque qu'il est bien faible ou mort; comme aussi, si en relâchant le drap doucement, la vache s'abat en mêmetemps, c'est signe que le veau est mort, ou qu'il a les quatre pieds en haut vers le faîte de la vache. On sent au tact le veau qui a les pieds en haut en deux endroits, au même côté que l'on sent la vache pleine de deux veaux; la seule différence est en ce que les deux veaux sont placés à côté l'un de l'autre et qu'au contraire, quand le veau est renversé, on croirait en sentir un dans le haut et un autre dans le bas; dans cette position, il ne peut se remettre à sa place, il faut le tirer comme l'on ferait à un veau mort, pourvu qu'il y ait du passage, ainsi que nous allons l'expliquer dans l'article suivant.

Le veau bien replacé, saignez à la jugulaire, ce qui fera que la vache n'avortera point, et ne donnera son veau qu'au bout du tems quelle le doit porter, qui est ordinairement neuf mois, quelquefois quinze jours ou trois semaines après, observez qu'elle supporte davantage à l'herbe qu'au sec; il y en a qui cependant avortent un instant après que le veau est replacé, mais avec bien plus d'aisance que s'il ne l'était pas.

Il y a des vaches qui ne sont point ouvertes, c'est-à-dire, qu'il n'y a point assez de passage pour aller chercher le veau, qui, restant dans le corps de la vache, se racornit comme une boule; la vache ne périt point pour cela, en en ayant grand soin, mais il y en a beaucoup qui périssent quand, au lieu de se racornir, il tourne en corruption. La vache qui porte son veau racorni dans la vêlière ou portière, ne demande plus le taureau; il est facile d'y être trompé dans un marché, et de l'acheter encore pour une amouillante, (1) car l'on trouve le veau au tact, et du lait d'amouille dans la mamelle pendant plus de deux mois, et même trois; mais au tact vous devez sentir qu'il est immobile et mort; il faut garder ces sortes de vaches près de dix mois ou un an à les bien nourrir, surtout d'abord quand le veau se racornit; car elles mangent bien peu, deviennent extrêmement maigres en quinze jours de tems; au bout de dix mois, ou avant, si l'herbe est venue, l'on mettra ces sortes de vaches à l'herbe pour graisser, et elles engraisseront comme les autres; les bouchers trouveront encore le veau racorni dans la vêlière.

Opération du Vêlage.

Il faut chauffer de l'eau nette un peu plus que tiède, et s'en laver le bras et la main chaque fois que vous le passerez dans le corps; s'il est possible de passer deux ou trois doigts à l'entrée de la vêlière, à force d'y essayer on y passera la main et le bras; si, au contraire, on ne peut y passer qu'un doigt, et que le trou soit en tournant, c'est marque que la vêlière est renversée, c'est-à-dire, qu'elle a fait un demi-tour, et il est impossible d'y entrer.

Opération. Quand on y est entré, il faut remarquer la position du veau, et le tourner s'il est possible dans la vraie position qu'il doit avoir pour venir, qui est les deux pieds de devant sur lesquels est la tête; après quoi, avançant un peu les pieds, tenant la tête dessus, vous passerez un petit cordeau, qui ait un *glas* ou nœud coulant au bout, que vous

____

(1) Donnant le premier lait.

porterez dans le corps, laissant l'autre bout dehors pour vous en servir ; étant arrivé à la tête, vous creuserez la taie vis-à-vis de la gueule avec les ongles, et passerez le *glas* dudit cordeau dedans la gueule à la mâchoire inférieure que vous *placerez* ou serrerez, bien entendu que ladite tête sera bien placée sur les pieds ; puis vous tirerez les deux pieds avec la main qui est dans le corps, et la tête avec le cordeau avec la main qui est au-dehors, de façon que tout vienne l'un quand l'autre : étant arrivé une fois dans la *croisée*, vous tirerez toujours peu-à-peu, et à mesure que la vache fera ses efforts, jusqu'à ce que le veau soit venu ; comme il arrive souvent qu'il y en a qui ne se couchent point, et que l'on a le bras trop court pour pouvoir atteindre le veau, ou le retourner, on prend un drap à quatre pour soulever le ventre, ou une planche à deux, ce qui donne aisance à l'opérant d'y atteindre ; il arrive aussi quelquefois que le veau vient le derrière devant, ou il y est disposé, et qu'il est impossible de le tourner d'un bout à l'autre ; on peut le faire venir de cette manière, tirant les deux pieds de derrière et la queue. Quand un veau présente les pieds de devant seulement, sans tête il faut se donner de garde d'aller le tirer, car quelquefois la tête est renversée sur les épaules, ou elle est en bas vers la mamelle de la vache, ce qui ferait trop de violence pour venir ainsi ; mais on repousse les pieds dans le corps pour faire suivre la tête, comme il est dit ci-devant. Comme il y a des veaux qui se trouvent difformes et tortus de membres, ce vêlage est souvent très-difficile ; cependant il ne faut point y atteler de chevaux comme d'aucuns ; mais on peut attacher la vache avec deux traits par les cornes, et étant assez de monde, tirer à mesure que la vache s'efforce, et non autrement. S'il arrivait qu'une vache étant vêlée, fut forcée dans la croisée, l'on mettrait une charge sur les reins, vis-à-vis la croisée, composée de poix noire et de poix de Bourgogne mêlées en quantités égales, que vous appliqueriez chaude dessus de la toile, et chaufferiez après avec une pelle à feu ; vous observerez que, quand l'opération du vêlage est longue, on peut donner du cidre ou du vin à la vache, pour la fortifier, ainsi qu'après l'opération : s'il arrivait qu'un de ces animaux taurant l'un sur l'autre, se blessât dans les reins ou la croisée, on y mettrait la même charge que dessus.

Nettoyer ou faire nettoyer.

On peut nettoyer à la main ; ou faire nettoyer par breuvage. Nettoyer à la main, c'est suivre le cordon qui pend à la naissance , et aller détacher la taie tout autour, afin de pouvoir l'avoir.

Faire nettoyer, c'est donner deux breuvages en vingt-quatre heures, composés chacun d'une livre de levain et d'une once de thériaque dissous en trois demions de bon cidre ou poiré, et ne donner presque point à manger à la vache qu'elle ne soit nettoyée ; répétez jusqu'à trois fois s'il est nécessaire.

Du ros qui se présente ou qui est sorti hors du corps.

Il y a des vaches qui font voir leur ros avant de donner leur veau, ce qui les empêche quelquefois de pouvoir vêler ; d'autres le jettent après le vêlage, en s'efforçant, soit pour se nettoyer, soit à cause du ros même, qui se trouvant au passage, oblige la vache de le jeter hors.

Opération. Il faut bien nettoyer le ros avec

un linge fin et de l'eau tiède, et le soutenant
dans un linge bien blanc, on le repasse doucement sans le meurtrir jusque passé la croisée ;
après quoi il se trouve à sa place ; crainte que
la vache ne s'efforce pour le jeter de rechef, il
faut lui mettre sur le dos une besace pleine de
cailloux, et mettre beaucoup de fumier sous
les pieds de derrière, pour lui tenir cette partie plus haute que le devant, il ne lui faut pas
beaucoup donner à manger, ce, pendant qua-
rante-huit heures ; remarquez qu'il y en a,
qu'on est obligé de boucher.

DE LA MANIÈRE DE DONNER LES BREUVAGES.

Les breuvages se donnent toujours à jeun, à
moins que le mal ne presse, avec une corne,
comme pour les chevaux, tenant d'une main
les naseaux de l'animal et de l'autre la langue.

Des lavemens.

Il faut en donner quand on voit que le corps
ne fait point ses fonctions, avec une corne menue et longue de la pointe ; il faut fouiller l'a-
nimal avant pour le disposer à le recevoir. Les
lavemens seront composés d'eau de son, demi-
livre de miel et demi-livre de beurre frais.

Tisanne de Benoîte ou Cariofillata pour guérir les bestiaux de toute espèce de fièvre.

Cette tisanne se fait avec trois jointées ou six
poignées de benoite, feuilles et racines bouillies pendant un quart d'heure dans six pots d'eau:
je ne connais pas d'auteur qui ait donné à cette
plante la qualité de fébrifuge ; cependant elle
est très-bonne pour détruire toute espèce de
fièvre, en donnant de cette tisanne aux bestiaux, jusqu'à six ou sept pots par jour.

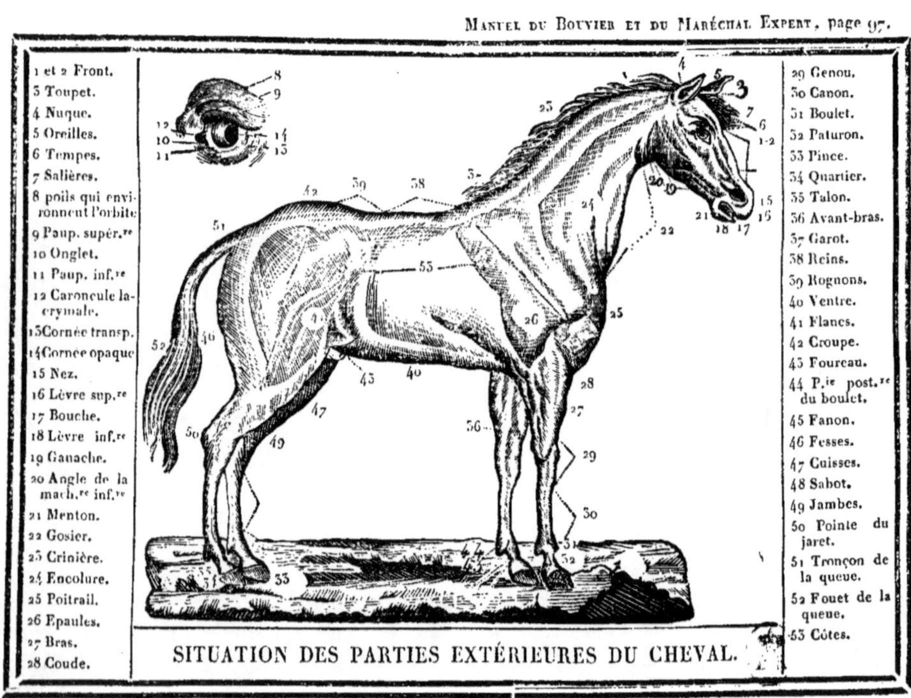

SITUATION DES PARTIES EXTÉRIEURES DU CHEVAL.

MANUEL
DU MARÉCHAL EXPERT.

Considérations sur le cheval.

Lorsqu'on achète un cheval, il faut faire attention à l'âge, à la vue, à la force. Le cheval de selle doit avoir les épaules plates et mobiles ; le cheval de train doit les avoir grosses, rondes et charnues.

Il est quelquefois très-difficile de connaître les défauts que les chevaux ont dans les yeux. Une prunelle petite, longue et étroite, couronnée d'un cercle blanc, désigne un mauvais œil ; lorsqu'il est d'un bleu verdâtre, la vue est certainement trouble, et le cheval ne tarde pas à la perdre entièrement. Pour qu'un œil soit sain, il faut voir à travers la cornée, deux ou trois tâches noirâtres, au-dessous de la prunelle ; et pour qu'on aperçoive ces tâches, il faut que la cornée soit claire et transparente.

C'est par l'observation des dents qu'on s'assure de l'époque de la naissance d'un cheval. Le cheval parfait a quarante dents ; on les divise en incisives, qui sont sur le devant de la bouche ; en crochets, qui sont placés ensuite, et en molaires ou machelières. Quinze jours après sa naissance, les dents commencent à lui pousser ; elles tombent ensuite à différens tems', et sont remplacées par d'autres. A quatre ans et demi, les dernières dents de lait tombent, et sont remplacées par celles qui marquent l'âge du cheval : elles sont au nombre de quatre, extrêmement aisées à reconnaître en haut et en bas de la bouche ; elles se trouvent les troisièmes, à compter depuis

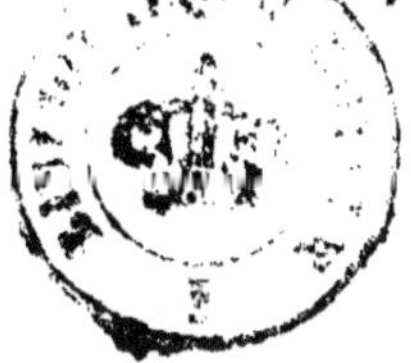

le milieu de l'extrêmité de la mâchoire : on les nomme communément dents des *coins*, parce qu'elles sont aux quatre coins qui bornent les dents incisives.

Les dents sont creuses, et ont une marque noire. A quatre ans et demi, elles dépassent à peine la gencive, et le creux est très-sensible ; à six ans et demi, il commence à se remplir ; la marque noire se rétrécit aussi, et diminue toujours jusqu'à sept ans et demi, huit ans au plus ; à huit ans, le creux est rempli, et la marque noire tout-à-fait effacée. Il est pourtant encore facile de savoir l'âge du cheval, lorsque ces dents ne donnent plus de certitude : il faut examiner avec soin les quatre dents canines, qui, jusqu'à l'âge de six ans, sont fort pointues. A dix, celles de la mâchoire supérieure sont émoussées, la gencive se retirant avec l'âge, elles s'allongent chaque année, à treize ou quatorze ans, il n'y a plus d'indices de l'âge.

Le cheval vit ving-cinq ou trente ans, proportionnellement à son accroissement, qui se fait en quatre années.

Les jumens portent ordinairement onze mois et quelques jours ; elles accouchent debout ; il y en a quelquefois qui souffrent beaucoup ; il faut les aider dans cette opération

Il ne faut laisser téter le poulain que six à sept mois au plus. Avant de le séparer de sa mère, on doit l'habituer à manger du foin bien tendre, ensuite le tenir dans l'écurie jusqu'à ce qu'il ne paraisse plus inquiet, puis le mener au pâturage.

C'est ordinairement à deux ans et demi ou trois ans qu'on doit châtrer ou hongrer tous les chevaux destinés à être montés, à être attelés aux carrosses, ou qu'on destine à d'autres services. Si on retarde cette opération, c'est toujours aux dépens des bonnes qualités du cheval. Le prin-

tems et l'automne sont les saisons les plus convenables : le froid et le chaud lui étant également
nuisibles.

Les chevaux, ainsi que tous les animaux à
poil, muent au printems, quelquefois à l'automne ; alors ils sont faibles et demandent quelques
ménagemens, il faut surtout augmenter leur
nourriture, pour leur donner la force de supporter cette opération de la nature.

Le cheval ne reste couché et ne dort guère plus
de trois heures sur vingt-quatre ; les meilleurs
dorment debout.

Le cheval plongeant son nez dans l'eau en buvant, il faut éviter de le faire boire lorsqu'il a
chaud : cela lui donne des coliques, et il pourrait aussi, s'il est jeune, prendre le germe de
la morve, qui est toujours une maladie mortelle, et qui se communique.

Les chevaux bretons et normands sont les
meilleurs pour les charrois et le labourage.

Le tems le plus propre pour l'accouplement
ou la monte, est ordinairement depuis le 1.er
avril jusqu'à la fin de juin, d'autant que la cavale saillie dans ce tems, donne son poulain
dans la saison abondante en pâturages, et que le
poulain a deux étés contre un hiver.

Communément on ferre les poulains lorsqu'ils
ont quatre ans accomplis. La première fois, on
ne les ferre que des pieds de devant, et six mois
après, des pieds de derrière.

Parties extérieures du cheval.

L'extérieur du cheval se divise en avant-main
en corps et arrière-main.

L'avant-main est composé de la tête, du cou,
du garrot, du poitrail, et des jambes de devant.

Dans la tête on considère la nuque, le toupet,
les oreilles, les tempes, le front, le zigoma, les

salières, les yeux (dans lesquels on distingue le grand et le petit angle, les paupières, les cils, et l'onglet), le chanfrein, les joues, les naseaux, la bouche, la lèvre supérieure, la lèvre inférieure, la commissure des lèvres, les avives ou glandes parotides; la mâchoire inférieure, le menton et la ganache.

Le cou comprend la crinière et le gosier.

Le poitrail est formé du devant de la poitrine et de la fossette.

Les jambes de devant sont composées chacune de l'épaule, du bras, du coude, de l'avant-bras, de la châtaigne, du genou, du canon, du tendon, appelé vulgairement nerf, du boulet, du fanon, de l'ergot, du paturon, de la couronne, de la muraille, de la pince, des quartiers des talons, de la sole de la pince, de la sole des talons, et de la fourchette.

Le corps est composé de la poitrine et du ventre.

La poitrine est composée du dos et des côtes.

Le ventre est composé des reins, des flancs de la verge et du fourreau dans les chevaux, et des mamelles dans les jumens.

L'arrière-main comprend la croupe, les hanches, les fesses, le tronçon de la queue, le fouet de la queue, l'anus, le vagin dans les jumens, les aines, la cuisse, le plat de la cuisse, le grasset, la jambe, le jarret, la châtaigne, le canon, le boulet, le fanon, l'ergot, le paturon, la couronne, la muraille, la pince, les quartiers, les talons, la sole de la pince, la sole des talons, et la fourchette.

De la manière de nourrir les chevaux, de les panser, de les-gouverner en voyage.

Quoique le cheval soit un animal très-vigoureux et très-robuste, il ne laisse pas d'être un des plus délicats; et si l'on n'en a un grand soin,

soit en le nourrissant bien , en le pansant exactement , et en le gouvernant sagement en voyage,
il lui arrive souvent, faute de ces attentions , des
accidens qui le rendent incapable de service.

La quantité de nourriture doit être propor-
tionnée à la taille d'un cheval , à son tempéramment , et au travail qu'il fait.

Le foin , la paille et l'avoine sont les alimens
dont on se sert ordinairement pour nourrir les
chevaux.

Les féveroles engraissent en peu de tems un
cheval , et lui donnent un bon poil ; mais on
prétend que les chevaux qui en ont été engraissés
sont sujets aux tranchées.

Le son est bon pour rafraîchir un cheval et
lui donner du boyau ; mais la graisse qui en provient n'est pas ferme.

Le mélange , qui est moitié son et moitié avoine , n'est bon que pour l'économie , car les chevaux ne s'en trouvent pas mieux.

La quantité de foin est bonne pour les jeunes
chevaux et pour les chevaux maigres , pourvu
qu'ils n'aient pas le flanc altéré.

Quand un cheval de selle est en bon état , six
à sept livres de foin par jour suffisent pour l'entretenir.

Lorsqu'un cheval est grand mangeur , qu'il a
trop de ventre , et que le foin le fait tousser ,
on lui en donne seulement une poignée avant
que de le faire boire ; mais à la place du foin il
faut lui augmenter la paille.

La paille de froment nouvellement battue , et
qui ne provient pas de bleds couchés , est une
excellente nourriture ; elle donne de l'haleine ,
conserve le flanc frais , et forme une graisse ferme. On en donne à chaque cheval par jour une
botte de huit à neuf livres ; mais quand il ne

mange point de foin ou très-peu, pour les raisons ci-dessus, il faut lui en donner deux bottes.

On a coutume de donner par jour à un cheval de selle trois picotins d'avoine, c'est-à-dire, trois quarts de boisseau mesure de Paris; mais quand il est maigre il faut lui donner le boisseau entier, jusqu'à ce qu'il soit gras, et même davantage, suivant sa corporance.

Quand un cheval est naturellement gras, et qu'il est d'une constitution à s'entretenir de peu, il faut prendre garde de lui donner trop de nourriture, car les chevaux trop gras, outre qu'ils se lassent bientôt, sont encore sujets à la grasfondure et à la fourbure. Quand un cheval est maigre, il ne faut pas à force de nourriture vouloir l'engraisser trop vîte, il pourrait devenir farcineux.

Comme les chevaux de carrosse travaillent beaucoup, et qu'ils sont d'une autre stature que les chevaux de selle, il faut aussi que leur nourriture soit plus abondante en foin et en avoine, suivant leur taille, leur tempéramment, et le travail qu'on leur fait faire.

Les chevaux qui sont devenus maigres à force de fatigue, ont ordinairement le flanc altéré, il est besoin de les saigner, de les purger, et de les rafraîchir, afin que la nourriture leur profite.

Le plus sûr pour engraisser bientôt un cheval quand il est jeune, et qu'il a le flanc bon, c'est de le mettre au vert qui se donne au printems : Il faut le faire saigner auparavant, et l'y laisser pendant trois semaines.

L'éturgeon, qui est une orge semée avant l'hiver, engraisse mieux que l'orge qu'on sème au mois de mars, mais celle-ci purge mieux.

Quelques personnes, ne sont pas d'avis qu'on étrille les chevaux pendant qu'ils sont au vert, et prétendent qu'il faut les laisser dans leur fiente ; parce que, disent-ils, cette ordure les fait mieux transpirer ; je crois au contraire que de leur lever tous les jours la litière et de les bien panser, c'est une propreté qui doit leur faire du bien.

Pour empêcher que le vert n'engendre des vers dans le corps, on donne une fois le jour un picotin de son sec à chaque cheval, et on y mêle une once de foie d'antimoine en poudre.

Si l'air est froid dans le tems que les chevaux prennent le vert, il faut avoir soin de les tenir bien couverts, autrement ils pourraient devenir fourbus.

On met aussi les chevaux à l'herbe : quand elle est tendre, elle est excelllente pour les jeunes chevaux ; la rosée qui est dessus les purge, les engraisse et leur rétablit les jambes. Elle ne vaut rien pour les vieux chevaux, ni pour ceux qui ont le flanc altéré, ou d'autres maladies qui viennent d'obstruction, comme morve, pousse, morfondement, etc.

On laisse ordinairement un cheval l'espace d'un mois à l'herbe, nuit et jour, sans autre nourriture, et il faut l'avoir fait saigner avant que de l'y mettre.

Quand on retire les chevaux du vert ou de l'herbe, et qu'on les remet au sec, il faut encore les faire saigner, pour évacuer les humeurs superflues que cette nourriture aura engendrées.

Plusieurs personnes croient que l'abondance de la nourriture est la seule chose nécessaire pour engraisser un cheval ; mais l'expérience fait pourtant voir qu'un cheval bien pansé s'entretiendra plus gras avec moins de nourriture qu'un autre à qui on en donnera abondamment et qui sera mal pansé, ce qui prouve la nécessité de l'étrille et de la brosse, qui, en débouchant les pores, facilitent la transpiration, et dissipent les humeurs qui abondent dans les chevaux, et qui, en formant une crasse sur le cuir, empêchent la transpiration, inquiétent un cheval, lui causent des démangeaisons, et souvent la gale, et enfin le font maigrir, malgré la nourriture qu'on pourra lui donner.

C'est un usage dans les académies, que de donner à chaque palfrenier sept chevaux par jour à panser. Comme ils ne quittent point leur écurie, ils peuvent facilement en avoir soin ; mais dans les autres maisons, quatre suffisent à chaque palfrenier.

La première chose qu'on doit faire le matin, c'est de bien nettoyer la mangeoire, ensuite donner l'avoine, lever la litière avec une fourche de bois, en séparant la paille nette d'avec la sale, et ensuite balayer l'écurie.

Dans les académies, on laisse les chevaux à la mangeoire pendant qu'on les étrille, parce qu'étant obligés de travailler au manège tout le matin, ils mangent du foin pendant ce tems-là ; mais ailleurs il faut les mettre au filet, et les attacher entre deux piliers, ou les panser hors de l'écurie.

C'est une excellente méthode que de leur mettre quelquefois le mastigadour au lieu du filet en les pansant, parce que l'action que leur donne l'étrille, leur fait mâcher le mastigadour, ce qui leur purge le cerveau, et leur rend la bouche fraîche.

Il faut étriller légèrement un cheval, et continuer jusqu'à ce que l'étrille n'amène plus de crasse.

Quand un cheval a le cuir délicat, et qu'il est chatouilleux à l'étrille, il faut se servir de la brosse plus que de l'étrille.

Avant que de brosser un cheval, après l'avoir étrillé, il faut lui épousseter le corps avec un morceau de toile ou de serge, qu'on appelle *époussette* pour ôter la poudre de dessus le poil.

A chaque coup de brosse que l'on donne, il faut en tirer la crasse avec l'étrille.

On brosse la crinière et le toupet dessus et dessous, et l'on fait entrer la brosse dans les crins, afin d'en ôter la poudre et l'ordure.

Il y en a qui ne brossent point les jambes et qui les frottent avec un bouchon de paille, cette méthode ne vaut rien, la brosse est meilleure et pénètre davantage.

Quand le cheval est bien brossé, il faut avec l'époussette lui frotter la tête, les oreilles, le dedans des jambes de devant et les cuisses.

Le cheval étant ainsi étrillé, brossé et épousseté, on lui démèle les crins et la queue, en commençant toujours par le bas de la queue, et en allant très-doucement, de peur de lui arracher les crins. Il faut prendre garde que les dents du peigne ne soient cassées ou fendues, cela déchire la queue; et afin que le peigne soit plus coulant, il faut mettre un peu d'huile entre les dents.

Quand la queue est démêlée, on mouille la racine des crins et de la queue avec une éponge en continuant de les peigner. Si la queue est sale, il faut la tremper dans un seau d'eau, en levant le seau d'eau jusqu'au tronçon, et frotter ensuite la queue avec les mains. On se sert aussi de savon noir pour la décrasser. Il faut ensuite avec une époussette sèche essuyer le haut de la queue, la croupe, les fesses, les crins, l'encolure et la tête, afin d'unir le poil.

Pour entretenir le poil uni et conserver la chaleur naturelle, il faut toujours tenir un cheval couvert à l'écurie, et prendre garde de trop serrer le surfaix ce qui empêcherait la respiration. Les anglais font doubler la couverture de leurs chevaux avec une toile fine : cela contribue beaucoup à leur tenir le poil uni.

ge, soit en séjour, il faut de trois jours l'an lui
graisser les pieds de devant avec de l'onguent de
pied. Cet onguent est décrit à la fin de cet ouvrage.

Il est essentiel, après avoir débridé un cheval, de laver la bride et de l'essuyer ensuite :
cela la conserve propre et empêche la crasse de
s'attacher au mors, ce qui dégoûterait le cheval.
On regarde aussi si les panneaux de la selle ne
sont point pleins de sueur, et alors on les fait
sécher au soleil ou au feu ; et avant que de seller
le cheval il faut les battre avec une gaule ; cela
empêche la selle de fouler le cheval.

Jusqu'à ce qu'un cheval soit tout-à-fait sec, on
ne doit pas s'aviser de lui donner à boire : rien
n'est si dangereux, et il faut avant que de le faire boire, lui donner du foin.

Comme les pieds ont coutume d'enfler après
une grande fatigue, quand on est de retour on
desserre les talons, en ôtant deux clous à chaque pied de devant ; on les fait tremper dans la
fiente mouillée pendant un ou deux jours, ensuite on leur pare les pieds.

Si c'est en été, et qu'on ait la commodité d'une
rivière, il faut mener le cheval à l'eau matin et
soir, et l'y laisser une demi-heure chaque fois
jusqu'aux genoux et aux jarrets : rien ne raccom-
mode mieux les jambes des chevaux.

Principales maladies des Chevaux.

Cet animal est exposé à un très-grand nombre
de maladies, tant internes qu'externes, pour lesquelles nous conseillons, quand elles sont graves,
d'avoir recours à un homme très-instruit dans
l'art vétérinaire.

Voici les symptômes généraux qui font connaître que le cheval est malade :

1°. Dégoût et perte d'appétit. 2°. Triste et

tête basse. 3°. Langue sèche. 4°. Poil hérissé. 5°. Le cheval ne fléchit pas les reins, lorsqu'on le pince sur cet endroit. 6°. Fiente sèche et par marrons plus détachés qu'à l'ordinaire, couverts quelquefois de glaire, qu'on prend souvent pour graisse, ce qu'on appelle gras-fondu. 7°. Urine de couleur rouge. 8°. Urine crue et claire comme l'eau pure. 9°. Cœur battant plus qu'à l'ordinaire. 10°. Battement trop faible du cœur et des artères. 11°. Le cheval se lève, se couche, et ne peut trouver une position agréable. 12°. Regarde souvent son flanc, et plus souvent un côté que l'autre. 13°. Quelquefois jette une humeur jaunâtre par les narines. 14°. Marche chancelante. 15°. Vue triste et abattue, etc., yeux larmoyans. 16°. Difficulté d'uriner, dont on s'aperçoit dès que le cheval se présente pour uriner. 17°. Le cheval est enflé, se tourmente et lâche des vents. 18°. Battemens des flancs, et difficulté de respirer.

La maladie du cheval est dangereuse dans un ou plusieurs des cas suivans :

1°. Il se tient faiblement sur ses jambes, hésite à se coucher, tombe comme une masse, et se relève de tems en tems. 2°. La mousse sort de la bouche et des narines. 3°. L'œil est tourné de façon que l'on voit beaucoup de blanc. 4°. L'urine s'écoule goutte à goutte, sans que le cheval se présente pour uriner. 5°. Le cheval jette par le nez une matière sanguinolente, et quelquefois brune, comme une espèce de pus. 6°. Un dévoiement, qui ne fait rendre que des matières glaireuses et sanguinolentes. 7°. Le cheval se lève et se relève en regardant ses reins. 8°. Il regarde fixément son flanc et sa poitrine, et a une grande difficulté de respirer.

Les maladies incurables sont :

1.° La pierre dans les reins : le cheval regar-

Il ne faut pas oublier les lavemens faits avec les mêmes herbes, qui, en nettoyant les gros boyaux, font un bain intérieur, et servent admirablement à diminuer l'inflammation.

Sur le déclin, on peut donner l'infusion des fleurs de melilot, de camomille et de sureau, qui sont adoucissantes et un peu résolutives en même-tems.

Si l'inflammation attaque les parties externes, il faut s'appliquer d'abord à détendre et à relâcher la partie enflammée, afin de rendre la souplesse aux vaisseaux, et de favoriser par - là la résolution. Pour cela, il faut fomenter la partie avec les décoctions émollientes et relâchantes dont je viens de parler, ou bien y appliquer les cataplasmes avec le lait et la mie de pain, et les changer souvent, parce que la chaleur de la partie enflammée dessèche l'emplâtre et fait aigrir le lait, qui perd alors sa vertu adoucissante et devient irritant.

Il faut toujours éviter les emplâtres avec les huiles et les graisses, parce qu'ils bouchent les pores de la peau, arrêtent la transpiration, augmentent la chaleur, favorisent la suppuration, et s'opposent à la résolution.

Lorsque la résolution commence à se faire, ce qu'on connaît par la diminution des accidens ; il faut la favoriser par quelque léger résolutif, comme l'emplâtre des quatre farines résolutives, bouillies dans du vin, ou avec la pulpe de racine de guimauve, arrosée d'un peu d'eau vulnéraire, ou fomenter la partie avec un peu d'eau-de-vie camphrée, ou avec de l'eau-de-vie et le savon.

Si, malgré tous ces remèdes, les accidens subsistent, et qu'on ne puisse pas procurer la résolution, il faut provoquer la suppuration, si l'inflammation est externe, par les emplâtres, les onguens et les remèdes convenables.

Si l'inflammation se termine par gangrène ou par obstruction, il faudra employer le traitement dont je parlerai lorsque je traiterai des maladies externes.

De la Fièvre en général.

La fièvre consiste dans la fréquence des contractions du cœur, et dans le dérangement des fonctions.

En général, la fièvre demande la diète, parce que la fièvre affaiblit l'estomac, altère les sucs digestifs, et affaiblit les forces digestives.

Il faut tenir le cheval à l'eau blanche, lui retrancher le foin, la paille et l'avoine, lui faire boire l'eau de son, et l'inviter, par une bonne litière, à se coucher.

2°. Il faut diminuer la quantité du sang, détendre et désemplir les vaisseaux par des saignées.

3°. Modérer la chaleur et le mouvement du sang par les rafraîchissemens et les adoucissans, pour cet effet, on donne les décoctions faites avec les feuilles de mauve, guimauve, chicorée sauvage, laitue, pariétaire, graine de lin, etc.

4.° Tenir les gros boyaux nets, les humecter, les rafraîchir par les lavemens émolliens ; mais il faut surtout s'appliquer à la curation de la maladie qui est la cause de la fièvre.

Du Vertigo.

C'est une maladie dans laquelle le cheval est comme étourdi, porte la tête du côté en avant ; il la tient quelquefois dans l'auge, et l'appuie contre la muraille, de manière qu'il semble faire effort pour aller en avant ; il a les yeux étincelans ; il est chancelant de tous ses membres, se laisse tomber comme une masse, tour-

ne les yeux de tous côtés, ne boit ni ne mange.
Il y a lieu de croire qu'il a la vue trouble, puisqu'il se donne de la tête de côté et d'autre, et
toujours en danger de se la casser.

Il faut faire d'abord les remèdes généraux,
mettre le cheval à la boisson blanche, lui retrancher tout aliment solide, et l'attacher de façon
qu'il ne puisse pas se blesser la tête.

Ensuite, il faut tâcher de remedier à l'engorgement du cerveau, qui est la cause de la maladie, d'abord par les saignées, qui doivent être
promptes et copieuses, et faites surtout à lar-
rière-main, c'est-à dire au plat de la cuisse, ou
à la queue, pour déterminer le sang à se porter
vers les parties de derrière, et dégager ainsi la tête.

On peut envelopper la tête de linges imbibés
de décoctions émollientes. Il faut faire avaler
abondamment de la décoction des plantes rafraîchissantes, pour délayer et détremper le sang,
le rendre plus propre à circuler dans les vaisseaux, et en même − tems pour diminuer la
raréfaction du sang, si elle est la cause de la
maladie. Pour cet effet, on fait bouillir légèrement la racine de nénuphar, les feuilles d'endive,
de pourpier, de laitue, de chicorée sauvage,
de bourrache, de buglose, de bouillon blanc,
de pariétaire, de mercuriale, de mauve, etc.
On met cette décoction avec un peu de son ou
un peu de farine d'orge pour engager le cheval
à boire, ou bien on la lui fait avaler.

Il faut donner par jour un ou deux lavemens
faits avec la même décoction ; on peut les rendre purgatifs, en y faisant dissoudre quatre
onces de moëlle de casse, afin de tenir le ventre libre, et d'évacuer les matières des gros
boyaux, qui compriment les vaisseaux sanguins,
obligent le sang à se porter en plus grande quantité vers le cerveau, et contribuent à l'engorgement.

Il est bon de faire deux sétons au col, afin de détourner une partie de l'humeur qui cause la maladie. Pour faire ces sétons, on passe un ruban de fil dans une grande aiguille plate et tranchante par l'autre extrémité ; on soulève la peau de peur de piquer les parties qui sont dessous ; ce qui causerait une inflammation. On fait passer l'aiguille entre la peau et le tissu cellulaire, observant de ne pas blesser les membranes ou les muscles qui sont dessous, ensuite on fait une contre-ouverture, on tire l'aiguille, et on laisse le ruban dans la plaie. On tire un peu chaque jour le ruban, afin de le changer de place, et on a soin de le graisser avec un peu de basilicon. On le laisse jusqu'à la fin de la maladie ; lorsqu'on le retire, on ne fait que bassiner l'ouverture avec un peu de vin mêlé avec l'eau tiède.

Mal de cerf.

On donne ce nom à une maladie dans laquelle le cheval est roide de tous ou d'une partie de ses membres, comme le cerf, lorsqu'il tombe roide de lassitude ou de fatigue, après avoir été vivement poursuivi à la chasse.

Il faut d'abord mettre le cheval à une diète exacte, et recourir aux remèdes généraux, ensuite venir à la saignée, qui doit être répétée suivant le besoin.

Il faut faire à peu-près les mêmes remèdes que dans le vertigo ; mais comme l'engorgement du cerveau est plus considérable que dans le vertigo, il faut plus insister sur les saignées.

Il faut faire avaler abondamment de la décoction délayante, humectante et rafraîchissante, dont j'ai parlé dans la curation du vertigo, afin de détremper le sang, et de lui rendre la fluidité nécessaire pour le faire circuler librement dans les vaisseaux du cerveau , et pour appaiser en même-tems la raréfaction du sang , si elle est la cause de l'engorgement. Les lavemens émolliens sont très-utiles ; ils appaisent l'ardeur et le mouvement du sang , et diminuent la tension des fibres.

Après avoir fait précéder ces remèdes , il faut faire quelques sétons pour détourner de ce côté une partie de l'humeur qui se porte à la tête.

Lorsque le cheval est en voie de guérison , il serait bon de donner un purgatif pour nettoyer les premières voies , qui sont toujours chargées dans ces maladies d'un mauvais levain qui se passe dans le sang , et entretient la maladie ; mais comme les chevaux sont difficiles à purger , qu'on ne peut guère connaître la dose juste de ce purgatif, je ne suis guère partisan des pur— gatifs , et je ne suis pas ardent à les conseiller : ils sont cependant indiqués dans ces maladies.

On peut donner en toute sûreté, quelques lavemens purgatifs, faits avec la décoction des plantes émollientes, dans laquelle on ajoutera quatre onces de pulpe de casse, avec trois grains de tartre stibié, afin de nettoyer les gros boyaux qui sont paresseux, et qui contiennent des matières pourries et fermentées qui favorisent la maladie.

Du Mal de feu ou Mal d'Espagne.

On appelle ainsi une maladie dans laquelle le cheval a la tête basse, et toujours triste, ne se couche que rarement, et s'éloigne toujours de la mangeoire, avec une fièvre considérable, qu'on reconnaît par le battement fréquent et la palpitation du cœur, qu'on sent en portant la main sur la poitrine du côté de l'épaule : on sent même quelquefois battre l'artère forte, en portant la main sur les reins. On donne presque toujours le nom de mal de feu à la fièvre.

L'engorgement des vaisseaux du cerveau, demande qu'on le diminue par les saignées, les breuvages rafraîchissans, les lavemens émolliens; mais il faut surtout s'attacher à guérir les maladies dont le mal de feu n'est qu'un symptôme : ainsi s'il y a fièvre, pleurésie, etc., il faut s'appliquer à guérir la fièvre et la pleurésie.

Il y a probablement plusieurs autres maladies dont la tête du cheval peut être attaquée ; je n'en parle pas, parce qu'elles sont peu connues.

De la Gourme.

C'est l'écoulement d'une humeur, qui se fait ordinairement par le nez dans les jeunes chevaux. Elle est à ces animaux ce que la petite vérole est aux hommes. On distingue la gourme bénigne, la gourme maligne, et la fausse gourme. Lorsque la gourme est bénigne, elle est salutaire et sans danger.

Dès qu'on s'aperçoit que la ganache est pleine ce qu'on appelle ganache chargée, il faut mettre le cheval à l'eau blanche, lui retrancher le foin et l'avoine ; ensuite le but qu'on doit se proposer, c'est de favoriser l'écoulement de l'humeur de la gourme. Pour cela, il faut d'abord saigner une ou deux fois pour prévenir les accidens de l'inflammation ; il faut tenir le cheval chaudement, le couvrir, envelopper la ganache avec une peau d'agneau, et la fomenter avec la décoction des plantes émollientes, comme la mauve, guimauve, branc ursine, bouillon blanc, pariétaire ou graine de lin, etc.

Il faut faire bouillir du son ou de l'orge dans de l'eau, et lui en faire respirer la vapeur ; en le mettant dans un sac qu'on attache à la tête.

On peut appliquer sous la ganache un cataplasme émollient. Ces remèdes détendent et relâ-

chent les vaisseaux des glandes, favorisent par-
là l'écoulement de l'humeur qui engorge les glau-
des, et diminuent l'inflammation.

Si l'engorgement subsiste, qu'il se forme au
milieu de la grosseur une pelotte dure, et que la
douleur soit vive, ce qu'on connaît par les
mouvemens que le cheval fait lorsqu'on la touche, c'est une preuve que la suppuration se
fait, il faut la favoriser, en frottant la tumeur
avec quelque suppuratif, comme le basilicon,
ou avec quelque graisse ou du beurre.

Lorsque la matière est venue à suppuration,
ce qu'on reconnaît lorsqu'en appuyant le doigt
sur la grosseur, le pus fait une espèce de fluctuation, ou lorsqu'on sent une petite pointe
blanchâtre saillante, il faut ouvrir l'abcès, et
ne pas toujours attendre qu'il perce de lui-même, parce que le pus enfermé entretient l'engorgement et l'inflammation des parties voisines,
et fait souvent du ravage. Il faut toujours l'ouvrir dans l'endroit où l'abcès fait une pointe, et
dans la partie la plus déclive, afin de donner
issue à la matière.

Il faut presser un peu les bords de la plaie,
pour exprimer le pus qui est enfermé ; mettre
pour premier appareil des éponges sèches, sans
les tamponner. Le lendemain on y introduit
deux ou trois plumaceaux chargés de digestifs
faits avec la thérébentine et le jaune d'œuf.
Il faut entretenir l'ouverture de la plaie jusqu'à
ce que la matière se soit entièrement écoulée,
ensuite la faire cicatriser en la bassinant avec du
vin tiède, et y appliquant des étoupes sèches.
De cette manière, on parvient facilement à la
guérison parfaite de la gourme bénigne, et on
délivre le cheval d'un germe nuisible à sa santé,
lorsqu'il ne sort pas entièrement de son corps.

Mais si on néglige de remèdier à l'inflamma-

tion par ces remèdes, ou si, malgré ces remèdes, l'inflammation augmente et gagne l'arrière-
bouche et le larynx, les accidens augmentent,
les muscles de l'épiglotte et de la glotte s'enflamment, font resserrer l'entrée de l'air, de là naît
la difficulté de respirer, et quelquefois la suffocation. Quelquefois l'inflammation gagne la trachée-artère, les bronches, et même la substance du poumon : c'est ce qu'on appelle *gourme
maligne.*

Comme il y a inflammation dans la gourme
maligne, on sent bien qu'il faut mettre en usage
tous les remèdes de l'inflammation, dont je
viens de parler dans la curation de la gourme bénigne. Mais comme l'inflammation est plus considérable, et qu'elle attaque des parties essentielles à la vie, il faut employer ces remèdes
plus promptement et avec plus d'attention; il
faut saigner tout de suite, réitérer la saignée
suivant le besoin : il n'y a point de remède plus
efficace pour résoudre ou diminuer l'inflammation. Faites des fomentations émollientes sous le
cou et la ganache ; faites respirer au cheval pendant longtems, la vapeur des décoctions des
plantes mucilagineuses et adoucissantes; enveloppez le gosier avec le cataplasme de lait et de
mie de pain, un jaune d'œuf et un peu de safran ; faites boire tiède, retranchez tout aliment
solide, donnez des lavemens émolliens : enfin
employez tout ce qui peut détendre, relâcher et
diminuer l'inflammation.

Lorsque le dépôt a percé, et que le pus s'écoule par le nez, il faut faire dans le nez des injections détersives, pour empêcher que les particules âcres du pus ne s'attachent à la membrane
pituitaire, ne la corrodent, n'y forment des ulcères et ne produisent la morve.

Pour cela, il faut avoir une séringue d'une

grandeur médiocre, dont la canule soit de bois, arrondie par le bout; la placer le long de la cloison du nez, et boucher l'autre narine, de peur que l'injection ne revienne; de cette façon l'injection est obligée de se porter sur le voile palatin; elle lave et déterge les parties sur lesquelles le pus passe.

Cette injection se fait avec la décoction d'orge, de feuilles d'aigremoine, où l'on ajoute un peu de miel.

Mais si l'écoulement de la gourme n'est pas assez abondant pour chasser hors du corps tout le virus de la gourme, ce virus fermentera dans le sang, viciera les humeurs qu'il contient, et formera un dépôt sur quelques parties, comme sur les glandes parotides, sur le poumon, ou sur quelqu'autre viscère : c'est ce qu'on appelle fausse gourme.

Si ce dépôt, formé par un reste de virus de la gourme, n'attaque que des parties externes, il faut le traiter comme un abcès simple, s'il attaque quelque viscère, il faut mettre en usage les remèdes généraux, et abandonner le reste à la nature.

De la Morfondure.

C'est un écoulement de muscosité, qui se fait par le nez, comme la gourme.

Il faut saigner le cheval, le mettre à l'eau blanche, le tenir chaudement, lui donner du son trempé dans une grande quantité d'eau, lui en faire respirer la vapeur, afin de détacher les matières et de diminuer l'engorgement des glandes.

Si le cheval jette depuis quinze jours, s'il est glandé, et surtout s'il n'est glandé que d'un côté, il y a tout lieu de croire que c'est la morve. Il faut faire pour lors des injections dans le

nez, premièrement adoucissantes, avec les feuilles de mauve, guimauve, pariétaire, mercuriale, etc.; ensuite les rendre détersives avec l'orge, les feuilles d'aigremoine et le miel; continuant toujours de faire respirer au cheval la vapeur de l'eau de son, et des herbes qui auront
servi à la décoction adoucissante; on les mettra
pour cela dans un sac, qu'on attachera à la tête
du cheval.

De la Morve.

C'est un écoulement de mucosité par le nez,
avec inflammation ou ulcération de la membrane
pituitaire.

La morve, proprement dite, se guérit assez
souvent dans les commencemens, lorsqu'on emploie les remèdes convenables.

La cause de la morve commençante étant l'inflammation des glandes et de la membrane pituitaire, il faut mettre en usage les remèdes de
l'inflammation. Ainsi, dès qu'on trouve que le
cheval est glandé, il faut le saigner, et répéter
la saignée selon le besoin : c'est le remède le plus
efficace.

Il faut ensuite tâcher de détendre et de relâcher les vaisseaux, afin de leur rendre la souplesse nécessaire pour la circulation. Pour cet
effet, il faut faire des injections dans le nez,
avec la décoction des plantes adoucissantes et relâchantes de mauve, guimauve, bouillon blanc,
branc-ursine, pariétaire, mercuriale, de fleurs
de mélilot, de camomille et de sureau.

Il faut faire respirer la vapeur de cette décoction, et surtout la vapeur de l'eau tiède, où l'on
aura fait bouillir du son, ou de la farine de seigle ou d'orge: pour cela, on attache à la tête
du cheval, un sac où l'on met le son tiède. Il est
bon de donner quelques lavemens rafraîchissans,

pour tempérer le mouvement du sang, et l'empêcher de se porter avec trop d'impétuosité à la
membrane pituitaire.

Il faut retrancher le foin au cheval, et ne lui
faire manger que du son chaud, mis dans un sac
de la manière que je viens dire; la vapeur qui
s'en exhale, adoucit, relâche et diminue admirablement l'inflammation.

Dans la morve confirmée, l'indication que
l'on a, est de déterger les ulcères, de fondre les
callosités, de faire suppurer ces ulcères, afin de
les conduire ensuite à cicatrice.

La première indication demande les détersifs,
afin de nettoyer les ulcères, de faire venir les
bonnes chairs, et de procurer la cicatrice. Pour
cela on injecte par le nez une décoction faite avec
les feuilles d'aristoloche, de gentiáne, de centaurée.

Lorsque l'écoulement change de couleur et devient blanc, épais et d'une louable consistance,
il faut injecter de l'eau d'orge, dans laquelle on
fait dissoudre un peu de miel rosat.

Enfin, pour dessécher, il faut injecter l'eau
seconde de chaux, afin de finir la guérison;
mais comme cette injection a de la peine à pénétrer dans tous les sinus; en la poussant par le
nez, on a imaginé un moyen de les porter sur
toutes les parties; c'est le trépan : c'est le moyen
le plus sûr de guérir la morve confirmée.

La seconde indication est de fondre les callosités des ulcères. Cette indication demanderait les
caustiques : les injections fortes et corrosives rem-
pliraient cette intention, si on pouvait les faire
sur les parties malades seulement; mais comme
elles arrosent les parties saines, de même que
les parties malades, elles irritent les parties qui
ne sont pas ulcérées, et augmentent le mal; de
là l'impossibilité de guérir la morve par les caus-

tiques. Les fumigations sont un très-bon remède; j'en ai vu de bons effets.

Dans la morve invétérée, où les ulcères sont
en grand nombre, profonds et sanieux, où les
vaisseaux sont rongés, les os cariés, et la membrane pituitaire épaissie, je ne crois pas qu'il y
ait de remède.

De la Toux.

C'est un mouvement de la poitrine, exercé
par la nature pour chasser avec l'air, ce qui gê-
ne la respiration.

La toux venant de la tension des fibres ou de
leur irritation, demande des relâchans et des
adoucissans; les relâchans sont la saignée et les
boissons copieuses; les adoucissans sont les décoctions de mauve, guimauve et bouillon blanc;
on peut donner à manger au cheval des feuilles
de bouillon blanc.

Les farineux sont de bons remèdes pour la toux
simple, tels que l'eau blanche, l'eau de son, ou
l'eau où l'on aurait délayé un peu de farine
d'orge ou de seigle, mais comme souvent la
toux n'est qu'un symptôme d'une autre maladie,
il faut plutôt s'attacher à guérir la maladie, que
la toux; en ôtant la cause de la toux, elle cesse-
ra bientôt.

De la Pleurésie.

C'est une inflammation de la plèvre, avec fièvre, difficulté de respirer, et souvent toux.

Souvent l'inflammation de la plèvre gagne la
substance du poumon, et c'est alors la pleurésie
composée de la péripneumonie.

La pleurésie étant une maladie inflammatoire
qui attaque toujours les parties essentielles à la
vie, est toujours dangereuse.

La simple est moins dangereuse que la composée.

La pleurésie se termine comme les maladies inflammatoires, par résolution, par suppuration et par gangrène.

La résolution est la voie la plus salutaire.

La suppuration est fâcheuse, et souvent incurable.

La gangrène est mortelle.

La pleurésie étant une maladie inflammatoire, il faut mettre en usage les remèdes de l'inflammation. Comme c'est une maladie dangereuse, il faut les faire promptement et avec beaucoup d'attention.

Comme la résolution est la voie la plus salutaire, et que c'est le seul moyen de guérir d'une manière complète, il ne faut rien oublier pour la procurer.

Pour y parvenir, il faut saigner promptement le cheval, répéter la saignée de trois en trois, ou de quatre en quatre heures, suivant le besoin, la violence de la maladie et les forces du cheval. On peut saigner jusqu'à six fois dans deux jours.

Remarquez que deux saignées au commencement font plus d'effet que six dans l'état de la maladie ; les saignées sont tout au moins inutiles après le sixième jour.

Il faut faire avaler copieusement de l'eau blanche, ou la décoction des plantes rafraîchissantes, ou de graine de lin ; on peut aussi lui faire avaler une livre de miel délayé dans de l'eau de son ; ou bien on met le miel sur la langue avec la spatule, pour le faire avaler.

Il faut donner cinq ou six lavemens émolliens par jour.

Après le quatrième ou le cinquième jour, si la fièvre, la douleur et la difficulté de respirer diminuent, c'est-à-dire si la résolution commence à se faire, il sera bon de la favoriser par quelque léger cordial, comme l'eau de son, dans laquelle on aura fait bouillir légèrement un peu de canelle, ou deux poignées de baies de genièvre concassées ; ces remèdes raniment un peu les forces, rétablissent la circulation, et favorisent admirablement la résolution.

Lorsque les accidens subsistent encore le septième et le huitième jour, c'est une preuve que la résolution ne se fait pas. La pleurésie se termine alors pour l'ordinaire par suppuration, c'est-à dire qu'il se forme un abcès, qu'il se rompt ensuite, et tombe dans les bronches, et le pus sort par le moyen de l'air et de la toux , par la trachée-artère ; c'est ce qui constitue la pulmonie à la suite de la pleurésie, dont je parlerai ci-après.

De la Courbature.

C'est à peu près la même maladie que la pleurésie ; c'est une inflammatiou du poumon, qui provient d'une fatigue outrée ou d'un travail forcé. La curation est la même.

De la Pulmonie.

C'est une ulcération de poumon avec écoulement de pus par le nez.

On ne doit tenter la guérison que de celle qui vient à la suite de la pleurésie ou de la courbature. 1° Il faut dans ce cas, favoriser l'expectoration ou l'injection du pus, par la décoction des feuilles d'hysope, de lierre terrestre, ou du marrube blanc ; on fait infuser une poignée de ces feuilles dans deux pintes d'eau, qu'on fait avaler au cheval, le matin, une fois par jour.

2°. Il faut en même-tems corriger l'âcreté du pus par les boissons adoucissantes dont j'ai parlé si souvent.

3°. Enfin déterger l'ulcère, le dessécher en même temps par de légers détersifs, dessicatifs et astringens, tels que le baume de copahu, qu'on fait avaler une fois par jour, à la dose de trente gouttes pendant dix ou douze jours, ou bien trente-six grains de baume de souffre-térébenthiné dans un peu de décoction détersive. De cette façon, on réussit à guérir radicalement la pulmonie qui succède à la pleurésie ou à la courbature.

Pour celle qui vient des tubercules suppurés, de fausse gourme ou de farcin, elle est incurable.

De la Pousse.

C'est une difficulté de respirer, sans fièvre, et qui ressemble assez à l'asthme de l'homme. C'est un mal très-difficile à guérir, pour ne pas dire incurable. On peut cependant l'adoucir par le régime, en retranchant le foin du cheval, et en lui faisant faire un exercice modéré. Lorsque le cheval râle ou siffle, parce qu'il est gêné et rêne trop court, il faut le mettre à son aise.

Des Tranchées en géméral.

On donne ordinairement le nom de tranchées à des maladies qui ne méritent pas ce nom, telles que la rupture de l'estomac, la suppression et la rétention d'urine, l'hydropisie de poitrine et du bas ventre. Ces maladies ne sont pas des tranchées; elles demandent (du moins quelques-unes) un traitement bien différent.

Les tranchées sont une maladie inflammatoire des intestins.

Les causes en général des tranchées sont en grand nombre :

1.° La boisson d'eau froide, vive ou crue, après le chaud ;

2.° L'indigestion ;

3.° Les crudités des premières voies ;

4.° Les alimens, ou plutôt le séjour des excré-mens dans les boyaux ;

5.º Les vents contenus dans les intestins ;

6.º Les vers contenus dans l'estomac ou dans les intestins ;

7.º Le bésoard arrêté dans les intestins.

Toutes ces causes produisent l'inflammation des intestins, les unes en faisant crisper et resserrer les extrémités capillaires des vaisseaux qui vont se distribuer aux intestins ; les autres en comprimant les vaisseaux des intestins ; les autres enfin, en irritant les fibres nerveuses des intestins. L'inflammation engage les vaisseaux, distend les fibres nerveuses, produit la douleur ; de là les tranchées.

Il faut, 1.º retrancher tout aliment solide, le foin, l'avoine et la paille ;

2º. Mettre en usage les remèdes de l'inflammation, saigner suivant la violence du mal et les forces du cheval, donner plusieurs lavemens rafraîchissans et émolliens, faits avec de la décoction de son, ou de plantes émollientes, ou de farine d'orge, ou avec l'huile d'olive récente, ou le beurre frais, faire boire tiède l'eau blanche, ou la décoction des plantes émollientes, ou de graine de lin.

Dans les *tranchées d'eau froide*, il faut couvrir le cheval, le tenir bien chaudement ; si la douleur continue, au bout d'une demi-heure il faut le saigner et lui donner des lavemens.

Dans la *tranchée d'indigestion*, il faut bien se garder de saigner, parce qu'on diminuerait les forces digestives, et on exposerait le cheval à périr de suffocation. Il faut lui donner un peu de thériaque délayée dans un demi-setier de vin, ou lui faire avaler cinq ou six pintes d'eau tiède dans l'espace de deux heures ; on lui donne plusieurs lavemens simples, ou légérement purgatifs, en y faisant dissoudre quatre onces de pulpe de casse.

Dans les *tranchées venteuses*, on prend un oignon, on le hache bien menu avec un morceau de savon gros comme un œuf, on y mêle deux pincées de poivre, on l'introduit avec la main dans l'anus, le plus avant qu'il est possible : on fait promener le cheval tout de suite ; quelque tems après on lui donne un lavement composé d'une once de savon noir, dissout dans de l'eau. Si les tranchées ne s'appaisent pas, il est à propos de saigner. On peut se servir des carminatifs propres à chasser les vents, comme de la semence d'anis, de cumin, la racine d'angélique, d'impératoire, etc.

Dans les *tranchées de vers*, tous les amers sont bons ; ainsi on peut donner la décoction de gentiane, de petite centaurée, d'absynthe et de fougère. Je donne ordinairement trois onces de suie de cheminée, dans un demi-setier de lait : ce remède me réussit fort bien.

Les *tranchées du bésoard*, espèce de boule plâtreuse qui se forme dans les intestins, sont incurables.

Dans les *tranchées rouges*, qui ne sont autre chose que l'inflammation de l'estomac et des intestins, dont il a été parlé, avec la seule différence que cette inflammation est considérable, il faut faire tous ses efforts pour remédier promptement à l'inflammation ; pour cela il faut mettre en usage les relâchans, les émolliens, et les anodins.

1°. On saigne le cheval, et on répète la saignée suivant le besoin, pourvu qu'on soit sûr que la digestion est faite ; on fait avaler des breuvages faits avec la décoction des plantes émollientes, dont j'ai parlé à l'article de l'inflammation, la décoction de graine de lin, etc., ou bien on fait avaler une livre d'huile d'olive, pour adoucir et lubrifier le passage des matières, et favoriser leur sortie. Il ne faut pas omettre les lavemens ; ils diminuent admirablement l'inflammation, tant en relâchant et en râfraîchissant , qu'en évacuant les matières contenues dans les gros boyaux , qui (si elles ne sont pas la cause de l'inflammation) concourent presque toujours à l'entretenir.

De la Suppression d'Urine.

Il y a suppression d'urine, lorsqu'elle ne se sépare pas dans les reins , ou lorsqu'elle ne s'y sépare qu'en petite quantité, ou lorsque l'urine ne trouve pas de passage libre pour aller à la vessie.

Dans cette maladie, le cheval souffre de grandes douleurs , dont il donne des preuves par une grande agitation ; il est dans une fièvre considérable , il plie les reins.

La suppression d'urine vient de l'inflammation des reins , ou des uretères , ou de l'obstruction des reins ou des uretères.

Dans l'inflammation des reins , les tuyaux secrétoires de l'urine sont resserrés, ne filtrent plus l'urine ; l'urine reflue dans la masse du sang : de là la suppression d'urine.

Dans l'inflammation des uretères , ces canaux sont resserrés, et ne donnent plus de passage à l'urine : de là la suppression.

Dans l'obstruction des reins et des uretères , l'urine ne trouvant plus de passage libre , ne peut plus couler dans la vessie.

La suppression d'urine qui vient d'inflammation , demande les remèdes de l'inflammation , dont j'ai parlé si souvent : 1°. les saignées , qui doivent être répétées suivant le besoin ; c'est le remède le plus efficace; 2°. Il faut éviter tout aliment solide et tout remède échauffant ; 3°. Il faut donner plusieurs lavemens émolliens et rafraî-

chissans pour tempérer la chaleur, l'inflammation et l'irritation des reins; donner des breuvages adoucissans faits avec les décoctions de feuilles de mauve, de guimauve ou de graine de lin.

On peut faire avaler quelques onces d'huile
d'amandes douces, pour adoucir, relâcher et
tempérer la douleur.

La suppression d'urine qui vient d'obstruction est incurable.

De la Rétention d'Urine.

C'est la difficulté ou l'impossibilité d'uriner. Il
faut éviter la méthode de ceux qui, portant la
main pas le rectum sur la vessie, la compriment
fortement pour faire sortir l'urine, parce qu'on
augmenterait la violence du mal, si on le faisait,
il faudrait le faire doucement.

Il faut saigner une ou deux fois, donner des
breuvages et des lavemens émolliens, et employer les remèdes de l'inflammation. Il y a certains moyens qui réussissent quelquefois, comme de remuer souvent la litière sous le ventre
du cheval, le mener à une bergerie ; cela le fait
uriner quelquefois. Il faut toujours mettre en
usage ces moyens, quoique souvent inutiles,
parce qu'il ne faut rien oublier pour guérir.

Du Cours de Ventre ou Dévoiement.

C'est une maladie dans laquelle le cheval rend
liquides les matières fécales. Il faut lui retrancher le foin, pour quelque tems, et le nourrir
de son.

L'indication que l'on a, est de fortifier l'estomac, de diminuer la quantité du sac intesti-
nal, ou de le pousser par les sueurs et la transpiration. Les stomachiques, les astringens, les
cordiaux et diaphorétiques remplissent ces indi-

cations. Ainsi l'on peut faire avaler la décoction des plantes stomachiques et un peu astringentes, comme les racines de gentiane, d'énula-campana, et de patience sauvage; cette dernière est un peu purgative, et resserre après avoir purgé; elle convient lorsqu'on croit que le dévoiement vient des matières des premières voies.

On peut donner une once de thériaque délayée dans une chopine de vin, afin de fortifier l'estomac, et de pousser, par la transpiration, une partie de l'humeur intestinale.

On peut enfin mêler aux stomachiques et aux cordiaux quelque astringent, comme le cachou, à la dose de quatre gros; il est en même tems stomachique et astringent.

Du Gras-fondu.

C'est une excrétion de mucosité ou de glaires tamponées. Une partie des maréchaux sont dans l'habitude de donner des cordiaux, mais rien n'est plus contraire; ils ne font qu'augmenter l'inflammation et la douleur, en augmentant le mouvement du sang, et l'obligeant de se porter avec plus de rapidité vers la partie enflammée.

1°. Il faut faire de petites saignées répétées pour désemplir les vaisseaux, les dégorger, et diminuer l'inflammation.

2°. Il faut tâcher d'appaiser le mouvement et la chaleur du sang; d'humecter, de détendre et d'adoucir par les breuvages et les lavemens émolliens et rafraîchissans.

Si l'inflammation est considérable, si les matières sont mêlées de sang, si le cheval se tourmente et souffre beaucoup : il est à propos d'ajouter à la décoction des plantes adoucissantes dont on se sert pour les breuvages et les lavemens, quelques têtes de pavot blanc , comme trois ou quatre : rien n'est plus efficace pour calmer la douleur , et remédier à la cause de la maladie.

Lorsque l'inflammation est sensiblement diminuée , il est à propos de mettre dans les lavemens , une trentaine de grains d'ipécacuanha : c'est un remède certain pour fondre les glaires qui engorgent les glandes.

De la Rage.

C'est une espèce de folie ou de fureur sans fièvre, dans laquelle le cheval mord , ronge la mangeoire et ce qu'il rencontre ; il avance la tête pour mordre indistinctement toutes les personnes qui s'approchent de lui ; il ne connaît personne : il est toujours en mouvement lorsqu'il est seul , et frappe du pied ; ses yeux sont rouges et étincelans ; il mange peu et ne boit pas ; il tire la langue et rend beaucoup d'écume. On distingue deux dégrés dans cette maladie, la rage commençante et la rage confirmée.

Il est inutile de tenter des remèdes pour la rage confirmée ; tous les soins doivent se borner à la prévenir : pour cela il faut couper en rond la partie mordue, si elle est charnue : il faut, outre cela, y appliquer les caustiques et le feu, faire des scarifications , et exciter une suppuration abondante , afin de pousser tout le virus dehors.

Si la morsure est une partie tendineuse ou membraneuse , il faut faire des scarifications à la peau, et appliquer dessus les ventouses , afin d'attirer tout le virus.

Si ces remèdes ne réussisent pas, il faut abandonner le cheval et le faire tuer. Mais il faut toujours tenir le cheval à l'écart, et ne jamais en approcher de façon qu'on puisse en être mordu.

De la Suppuration.

Lorsque l'inflammation ne se termine pas par résolution, c'est-à-dire lorsque le sang amassé dans les extrémités capillaires ne reprend pas sa fluidité, et ne rentre pas dans les routes de la circulation, la nature prend une autre voie pour s'en débarrasser comme d'un corps inutile, et même nuisible.

L'oscillation des fibres augmente, le battement des artères devient plus grand et plus fréquent; par ces deux causes, le sang se trouve battu, atténué et brisé; il change de nature, et se convertit en pus; c'est ce qui constitue la suppuration.

Lorsque la suppuration commence à se faire et qu'on la croit salutaire, il faut la favoriser par les suppuratifs, ou les maturatifs, comme l'onguent fait avec de la graisse, de la poix de Bourgogne, et la farine de seigle ou d'orge dans la décoction de mauve; avec le basilicon, l'huile de lis, les graisses, le vieux levain, etc.

Lorsqu'on est sûr que le pus est formé, il faut ouvrir l'abcès avec le bistouri, ou avec la pierre à cautère, la première méthode est préférable. Il faut toujours faire l'ouverture à la partie la plus déclive, afin de donner écoulement au pus, à moins que quelque chose n'en empêche.

On commence par faire avec le bistouri une petite ouverture à l'abcès dans l'endroit où la tumeur s'élève en pointe; on introduit le doigt dans les plaies pour examiner le fond.

Si l'abcès est simple, c'est-à-dire, s'il n'y a qu'une poche sans clapier, et s'il est dans une partie charnue, on peut continuer l'ouverture avec le bistouri seul, pour donner jour et écoulement au pus; car les plaies ne guérissent jamais

mieux que lorsqu'on les a mises tout-à-fait à découvert.

Si l'abcès est composé, c'est-à-dire s'il y a
plusieurs clapiers ou poches, il faut les ouvrir
tous, afin d'empêcher le pus de croupir dans
les sinus et afin de déterger chaque clapier.

Si l'abcès se trouve sur le périoste, c'est-à-
dire proche d'un os, ou sur un tendon, ou sur
une aponévroge, ou proche d'un artère ou d'une
veine considérable, ou proche d'une articulation,
il faut introduire dans l'abcès une sonde cane-
lée, afin de conduire le bistouri, de peur d'offen-
ser les parties voisines de l'abcès.

Si on s'aperçoit en introduisant la sonde dans
l'abcès, que le pus a fusé, c'est-à-dire qu'il a
creusé, et qu'il s'est étendu fort loin, on peut
se dispenser d'ouvrir l'abcès suivant sa longueur,
mais se contenter de faire une ouverture à l'autre extrémité, ce qu'on appelle contre-ouverture.

De la Gangrène.

C'est la mortification des solides, avec perte
de sentiment et de mouvement.

On distingue deux degrés dans la gangrène,
dans le premier, la chaleur, le mouvement et
le sentiment sont extrêmement diminués ; mais
ils ne sont pas entièrement détruits ; la mortification n'est qu'imparfaite : ce degré retient le
nom de gangrène.

Dans le second, il n'y a plus de mouvement,
ni de sentiment, ni de chaleur dans la partie ;
les fibres n'ont plus de ressort ; elles tombent en
lambeaux, rendent une mauvaise odeur : la mortification est parfaite : ce degré se nomme *spha-
cèle.*

Lorsque la gangrène est commençante, c'est-
à-dire lorsque le mouvement et le sentiment ne

sont qu'affaiblis sans être détruits, il faut mettre tout en usage pour rétablir les parties dans leur état, et pour couper le chemin à la gangrène et en arrêter le progrès.

Pour cet effet, il faut d'abord saigner si la gangrène vient de l'inflammation, ensuite employer les antiseptiques, qui sont les remèdes contre la pourriture, en commençant par les plus doux, tels que la décoction des feuilles d'absinthe, de centaurée, d'aristoloche, avec laquelle on fomente la partie malade, l'infusion des plantes aromatiques, telles que le romarin, le thym, la lavande, etc.

Si la gangrène fait des progrès, il faut mettre en usage les antiseptiques plus forts, tels que la teinture de myrrhe et d'aloès, les baumes naturels de Copahu de Canada, la térébenthine, son essence, l'eau-de-vie camphrée, la dissolution du sel marin, etc.

Pendant l'usage des remèdes extérieurs, il ne faut pas négliger les remèdes intérieurs.

S'il y a fièvre, il faut saigner une ou deux fois. Comme la fièvre fait toujours dans les premières voies un mauvais levain qui passe dans le sang, et favorise la gangrène, il est à propos de purger, surtout avec quelque purgatif anti-scorbutique, comme l'aloès.

S'il y a faiblesse, frisson, et un pouls fort, il faut ranimer la circulation par quelque potion cordiale composée, par exemple d'une once de thériaque délayée dans une chopine de vin, ou une infusion de canelle, de noix muscade, ou de clous de gérofle dans du vin.

Si la gangrène vient du relàchement des fibres abreuvées de sérosités, il faut plus insister sur les remèdes toniques pris intérieurement, c'est-à-dire sur l'usage des cordiaux pour ranimer le mouvement du sang, il faut aussi mettre en usage les diaphorétiques, afin de dépouiller, par les sueurs, le sang de la sérosité surabondante. Les diurétiques et les purgatifs sont encore fort à propos, afin d'évacuer une partie de la sérosité qui abreuve et relâche le tissu des parties.

Si, malgré ces remèdes, la gangrène gagne il faut faire des scarifications jusqu'au vif, ou presque jusqu'au vif, afin de donner écoulement à la matière qui engorge les vaisseaux, et qui cause la gangrène, ensuite appliquer sur les scarifications des plumaceaux chargés de poudre de pierre à cautère ou d'alun brûlé, ou imbibé de dissolution de vitriol de Chypre, observant de mettre sur le reste de la plaie, et même aux environs, des compresses trempées dans l'infusion de quelqu'une des plantes aromatiques dont j'ai parlé ci-dessus, afin d'arrêter les progrès de la gangrène. Par ce moyen il se forme au-dessous de la partie gangrenée, une escarre qui cause une légère inflammation dans la partie vive; cette inflammation se termine ordinairement par une suppuration qui détache la partie gâtée de la partie saine et il reste un ulcère simple qu'il faut panser.

Lorsque la gangrène est parfaite, c'est-à-dire lorsqu'il y a dissolution des parties ou pourriture, ce que l'on connaît par la perte totale du mouvement et du sentiment, par la sanie de mauvaise odeur qui découle de la partie, la seule chose qui reste à faire, est d'extirper tout ce qui est gâté, afin de défendre les parties voisines de la contagion, et de leur conserver la vie. Pour cet effet on enlève, avec le bistouri ou les ciseaux, toute la partie sphacelée, et on applique dessus les remèdes que je viens d'indiquer pour la gangrène avancée, afin de produire une escarre dont il faut procurer la chûte par la suppuration; après quoi on n'aura à panser qu'un simple ulcère,

On peut encore mettre en usage un autre moyen; c'est de couper dans la partie morte, de laisser une portion de la partie sphacelée, et d'appliquer dessus le cautère actuel, tel que le feu, la pierre à cautère, la pierre infernale, etc. Ces remèdes mordent sur la partie vive et forment une escarre, qui étant tombée par la suppuration laisse un ulcère simple.

Si la gangrène attaque le tendon, il faut qu'il se fasse une espèce d'exfoliation, c'est-à-dire que la partie gâtée se détache de la partie vive; après quoi il reste un ulcère simple.

Observez qu'il faut employer dans tous le tems du pansement les antiseptiques, pour empêcher les progrès de la pourriture.

De la Carie.

C'est la gangrène de l'os. Les indications de la carie se réduisent à empêcher les progrès, et à faire séparer la partie cariée, de la partie saine.

Pour remplir la première de ces vues, il faut employer pendant tout le tems de la maladie, les conservatifs des os, c'est-à-dire les antiseptiques, pour corriger la mauvaise qualité des sucs, et arrêter les progrès de la pourriture. Les antiseptiques les plus usités sont les plumaceaux trempés dans l'essence de térébenthine, ou dans l'eau-de-vie camphrée, ou les baumes naturels, ou les huiles essentielles des plantes aromatiques, de romarin, d'œillet, de lavande, etc.

On peut aussi se servir de plumaceaux chargés de térébenthine seule, ou mêlée avec la poudre d'aloès et de myrrhe. Ces antiseptiques produisent souvent l'exfoliation et la guérison.

Mais, lorsqu'ils sont insuffisans, il faut avoir recours aux remèdes plus forts et plus actifs, afin de faire séparer la partie gâtée de la partie saine, c'est la seconde indication qu'on a à remplir.

Les remèdes qui répondent à cette indication, sont les escarrotiques, tels que la pierre à cautère, la pierre infernale et le fer rouge. Ces remèdes forment une escarre qui n'est pas contagieuse ; ils excitent au-dessous de la carie, une légère inflammation qui se termine par suppuration. Cette suppuration est une espèce de couteau dont la nature se sert pour séparer la partie gâtée de la partie saine. Il ne reste qu'un ulcère simple, qui se cicatrise bientôt, en suivant les préceptes que je vais donner.

On peut encore remédier à la carie, en ratissant l'os avec une rugine, jusqu'à ce qu'on ait enlevé toute la partie gâtée, ce qu'on connaît lorsqu'on voit quelques gouttes de sang. Lorsque l'exfoliation est faite, il reste un ulcère simple, qu'il faut traiter à peu-près comme l'ulcère des parties molles. Pour cela, il faut mettre en usage les suppuratifs, les incarnatifs et les cicatrisans ; mais il faut éviter l'usage des remèdes émolliens, et de ceux qui excitent une suppuration trop abondante.

Les remèdes les plus convenables dans ce cas, sont les baumes naturels, tels que celui du Pérou, de la Mecque, la térébenthine, son essence, le baume de Fioraventi, etc., le digestif ordinaire, animé avec la myrrhe et l'aloès. Je me sers ordinairement de la térébenthine seule ; j'en ai toujours vu de bons effets.

Lorsque la carie attaque le cartilage, il ne se fait point d'exfoliation ; il n'y a point de guérison à attendre ; il faut absolument l'emporter entièrement, et la partie même qui n'est pas affectée ; autrement il faudrait toujours revenir à l'extirpation de ce qu'on aurait laissé, parce

que le cartilage une fois affectée, se gâte totalement.

C'est par cette raison que l'os de la noix, une
fois attaqué, est incurable, parce qu'il est enduit d'un cartilage dans toute sa surface.

Lorsque la carie a gagné la substance spongieu-
se de l'os, elle se guérit bien plus difficilement ;
il faut avoir grand soin de mettre l'os à découvert, afin d'appliquer sur les bords de la plaie les
antiseptiques dont j'ai parlé ci-dessus, pour empêcher les progrès de la carie, qui s'étend plus
vîte que celle de la substance compacte, et pour
appliquer sur la carie les exfoliatifs, afin de procurer l'exfoliation.

Du mal de Garot.

Il survient souvent sur le garot, des meurtrissures occasionnées par la construction de la
selle ou de quelqu'autre harnais.

Il faut saigner le cheval, et frotter la tumeur
avec l'eau salée.

Si au bout de dix ou douze jours, cette grosseur
ne diminue pas, et qu'on s'aperçoive qu'il y a
fluctuation, il faut l'ouvrir dans la partie la plus
déclive ; pour donner issue à la matière qui y est
contenue, et panser la plaie avec les baumes
naturels, tels que la térébenthine et son essence.
Si au bout de quinze ou vingt jours, la plaie fournit beaucoup de matière, il y a lieu de croire
que le ligament est gâté, il faut pour lors, débri-
der la plaie, aller jusqu'au foyer du mal, et
ôter ce qu'il y a de gâté. Il arrive souvent que la
partie supérieure des apophises épineuses des
vertèbres du dos, qui sont pour l'ordinaire car-
tilagineuses, est endommagée, alors il faut couper ce qui est gâté, c'est-à-dire tout le cartilage,
et aller jusqu'à l'os, parce qu'il ne se fait d'exfoliation que dans la partie osseuse.

Il faut panser la plaie tant qu'elle suppurera, avec la térébenthine de Venise, et son essence, deux fois par jour, et éviter les caustiques, qui ont toujours un mauvais effet dans ce cas.

On peut mettre pour bandage une toile carrée à chaque coin de laquelle il y aura un cordon; on en passera deux au-dessous de la poitrine, et les deux autres au-devant de la poitrine : mais si l'incision que l'on a faite est grande, il faut passer de petits cordons dans les bords de la peau, deux ou trois de chaque côté, selon que la plaie l'exige. Cela se fait par le moyen d'une aiguille à peu près de la grosseur d'une alène; il faut les passer de dehors en dedans, c'est à dire percer du côté du poil; ensuite on met son appareil, et par-dessus, sept ou huit brins de paille, afin que les cordons ne se mêlent pas avec l'étoupe.

Suite des principales Maladies des Chevaux.

Du Farcin.

On donne en général le nom de farcin à certains boutons, à certaines gales, à certains ulcères et tumeurs répandues plus ou moins sur la surface du corps. Le virus farcineux dans certains chevaux, circule dans les vaisseaux de la peau : d'autres ont les vaisseaux sanguins attaqués; quelques-uns enfin ceux de la transpiration. Dans d'autres, cette maladie s'établit dans le tissu cellulaire; il s'en trouve chez lesquels le siège est dans le corps des muscles. Quelquefois ce vice n'attaque que les glandes et jamais les parties tendineuses et ligamenteuses.

Après la morve, il n'existe pas de maladie plus dangereuse que le farcin; car celle-ci engendre souvent la première. Il n'en existe pas de plus difficile à guérir, parce que sa malignité se reproduit sous plusieurs caractères. Il est donc impossible de prescrire un remède uniforme, qui puisse s'administrer avec un égal succès.

Les causes qui engendrent le farcin sont les mauvais fourrages, tels que le foin nouveau qui n'a pas entièrement sué ; l'avoine nouvelle donnée en trop grande quantité ; le long repos, la négligence à étriller les chevaux ; une transpiration arrêtée ou une trop grande sueur ; des exercices trop violens dans les chaleurs de l'été, une seule course trop violente ; la trop grande abondance de sang. Il vient encore pour vouloir trop promptement engraisser les chevaux extrêmement fatigués, maigres et échauffés.

Comme c'est une maladie contagieuse, elle se communique facilement aux chevaux sains par le seul contact d'un cheval farcineux.

L'arrangement des boutons farcineux, leur multiplicité, leur situation ne peuvent servir à caractériser cette maladie ; mais on la reconnaît aisément par le contact des boutons, par leur dureté, leur figure ronde, leur profondeur et la douleur qu'ils occasionnent, par les ulcères qui surviennent à la suite de tous ces petits dépôts, dont les bords inégaux se renversent en arrière comme un cul de poule, et dont la suppuration est toujours arrêtée dans les uns et séreuse dans les autres ; par des ulcères qui surviennent sans avoir donné aucun signe de tumeur ou d'inflammation, et dont les bords paraissent avoir été coupés de près avec des ciseaux ; par une gale sanguinolente accompagnée de beaucoup de douleurs ; par la perte entière des poils sur les tumeurs qui se sont abcédées, et par l'iduration qui reste après la guérison de ces mêmes boutons. Tels sont les indices du farcin : leur multiplicité a divisé cette partie en sept ou huit espèces ; les plus difficiles à guérir sont : le

farcin cordé, le farcin à cul de poule, le farcin
charnu qui occupe les cuisses, et celui qui se
jette sur les poumons, ou sur la membrane pituitaire.

Il faut mettre le cheval au son mouillé et à la
paille pour toute nourriture, et après quelques
jours de traitement, le faire travailler, ou lui
faire prendre de l'exercice modérément.

Remède. Vous saignerez d'abord le cheval,
puis vous le purgerez pendant la pleine lune,
avec de la fleur de souffre que vous lui ferez
prendre à jeun, dans du son, tous les matins. Au
déclin de la lune, vous lui ferez avaler, pendant
trois jours de suite, et toujours à jeun, une
bouteille d'urine de vache, dans laquelle vous
ferez fondre une poignée de sel. La vertu de ce
remède est de purifier la masse du sang, et de
faire sortir le bouton du farcin. Le bouton sorti,
vous le laverez avec de l'eau d'arsenic et de sel
fondus ensemble, trois jours de suite, au bout
desquels le bouton doit être guéri. Ce pansement
se fait matin et soir sur les boutons, et se continue jusqu'à parfaite guérison.

De la Fourbure.

La fourbure est une maladie où le cheval a de
la peine à marcher : rarement il peut reculer ;
ses extrêmités paraissent d'une seule pièce, il
semble n'être appuyé sur aucune jambe, on di-
rait que toutes ses articulations sont soudées
ensemble quand on le fait tourner. Cette maladie peut se diviser en deux classes, la première
en fourbure simple, la seconde en fourbure compliquée.

La fourbure simple peut se guérir par les
moyens indiqués à la suite de cet article.

La fourbure compliquée, et souvent incurable, exige toutes les connaissances de l'homme

de l'art. Nous allons enseigner à bien distinguer le genre de cette maladie, afin qu'on ne se trompe pas sur l'application du remède qui guérit promptement la fourbure simple, et qui soulage infiniment le cheval dans la fourbure compliquée, mais qui est insuffisant pour la guérison de cette dernière.

La fourbure simple provient, ou d'un refroidissement subit après un exercice forcé, ou de ce que l'animal a mangé du blé en herbe.

Le cheval gagne souvent un refroidissement subit, lorsqu'après un violent exercice, une course forcée et une grande sueur, on le rentre dans une écurie froide, avant de l'avoir promené en main au petit pas, ou quand on le fait traverser en sueur une rivière jusqu'au ventre, ou quand on le mène à l'abreuvoir, après une course, avant de l'avoir laissé ressuyer.

On reconnaît que la fourbure est *simple* quand on sait la cause qui l'a produite; lorsque le cheval ne peut se mouvoir que difficilement, et que cet engourdissement n'est point accompagné de fièvre.

La fourbure compliquée est occasionnée par le trop long séjour du cheval dans l'écurie, et pour avoir trop mangé d'avoine, ou parce qu'il était déjà boiteux. Dans cette espèce, les humeurs sont plus abondantes, parce que le cheval a moins perdu par la transpiration excitée par le travail; ces humeurs subtilisées en plus grande partie, pénètrent toute l'habitude du corps, puis se convertissent en eau âcre et piquante qui se jette sur les pieds. De l'acrimonie de cette eau dépend la plus ou moins grande malignité de cette maladie, qui tantôt dessoude les sabots autour de la couronne, tantôt cause des croissaus dans le pied sous la sole, et tantôt épaissit tellement la muraille du pied, qu'au bout d'un an, on pourrait y brocher des clous à bande sans risquer de blesser l'animal. La fièvre accompagne presque toujours la fourbure compliquée : très-souvent aussi, le gras-fondu se joint à elle ; il est rare, dans ce dernier cas, que le cheval en réchappe.

On peut donc juger par le simple exposé des effets de la *fourbure compliquée*, que cette maladie exige des soins et des connaissances qu'on ne doit chercher que parmi les praticiens les plus expérimentés. Aussi, le remède que nous donnons, ne peut guérir que la fourbure simple. Cependant, on ne doit pas hésiter d'en faire usage pour la fourbure compliquée, attendu qu'il peut être administré avec succès dans le principe de la maladie, pour le soulagement du cheval, sauf à recourir ensuite à l'artiste vétérinaire lorsque la fourbure tombe sur les pieds, ce dont on s'aperçoit facilement, lorsque la couronne enfle.

Remède. Aussitôt que vous apercevez la fourbure, saignez votre cheval au cou à plusieurs reprises, et à peu d'intervalle d'une saignée à une autre, tirez-lui chaque fois la valeur d'une livre de sang : recevez le sang dans une terrine ; mêlez-le avec une chopine d'eau-de-vie, et frottez-en bien les jambes jusqu'au dessus du genou et du jarret.

Trois ou quatre heures après la dernière saignée, faites lui avaler une bouteille de vin blanc tiède dans laquelle vous aurez fait fondre une poignée de sel calciné ; ensuite, après six heures d'intervalle, faites-lui prendre le breuvage suivant :

Mêlez dans une demi-bouteille de vinaigre de vin, une once de sel de nitre en poudre, deux ou trois gousses d'ail bien pilées, et deux ou trois cuillerées à bouche de jus d'oignon blanc ou de radis.

Indépendamment de cette médecine, il faut encore prendre la grosseur d'une noix de présure avec autant de cire que vous faites fondre dedans ; appliquez cette emplâtre sur le front du cheval fourbu, qui, si le mal n'est pas compliqué, sera bientôt parfaitement guéri.

De la Gale.

La gale résulte de la suite d'une humeur âcre, brûlée et salée qui s'attache à la peau du cheval.

Elle se distingue en deux espèces, savoir : en gale vive et en gale ulcérée.

La gale vive ne pousse au-dessus de la peau qu'une crasse ou farine qui fait tomber le poil. Cette espèce est la plus difficile à guérir.

La gale ulcérée se manifeste au dehors par des croûtes, qui étant emportées, laissent à découvert de petites plaies.

La gale, de l'une ou l'autre espèce, embrasse de grandes parties du corps, et quelquefois la totalité. Ces deux espèces de gale proviennent d'une mauvaise nourriture, ou d'avoir fait souffrir le cheval de fatigue ou de faim, ou enfin de l'avoir placé près d'autres chevaux galeux.

Remède. Commencez par purger l'animal, en lui faisant manger à jeun, pendant quatre ou cinq jours de suite, de la fleur de soufre dans du son de froment, afin de faire bien sortir l'humeur ; ensuite saignez-le au cou, en choisissant pour cette operation, un tems doux. Deux ou trois jours après la saignée, graissez l'animal avec la composition suivante :

Prenez une livre de fleur de soufre, une livre de sel bien réduit en poudre, une livre de briques rouges, pilée en poudre, provenant de démolition ; une bouteille d'huile de chanvre, une livre de sain-doux de porc mâle, un quarteron de poudre à tirer, une bouteille d'urine d'un enfant mâle de douze à treize ans , une demi-livre de beurre frais ; mettez le tout dans un pot de terre , et faites-le infuser sur la cendre rouge au moins pendant deux heures , en prenant la précaution de le remuer de tems en tems avec une spatule de bois, et de l'empêcher de bouillir.

Appliquez cette graisse un peu chaude sur toutes les parties du cheval qui sont infectées de gale , de manière à ce qu'elle pénètre bien. Une fois graissées , vous les laisserez en cet état pendant huit jours, pour laisser au remède le tems de faire son effet. Après ce délai, faites une forte lessive de cendre , jetez-y une livre de sel sur deux pots d'eau, et lavez-en la partie graissée , en observant d'employer la lessive un peu chaude. Quand la guérison sera achevée, vous baignerez et purgerez l'animal par un tems doux.

Des Dartres.

La dartre est produite par une sérosité âcre et mordicante qui sort des orifices des petits vaisseaux , et se répand sur la peau. On en distingue plusieurs espèces.

1°. *La Dartre farineuse* est celle où l'humeur se répand entre la pellicule et la vraie peau , dissout la première et la fait tomber en farine.

2.° *La dartre coulante* ou *vive*, un peu plus corrosive; elle use la première peau , et met la vraie peau à découvert.

3°. *La dartre à grosses croûtes*, ronge le tissu de la peau et y produit de petits ulcères , dont la matière très-épaisse se forme en croûte.

Les causes externes des dartres sont tous les déréglemens dans la nourriture prise sans choix et dans l'exercice fait sans mesure et sans discernement.

La démangaison n'est autre chose qu'une humeur dartreuse , qui se fait sentir à différentes fibres nerveuses, distribuées dans le tissu de la peau.

Pour arriver à la guérison de ces dartres, on peut employer l'électuaire indiqué à la fin de cet ouvrage ; mais avant que de s'en servir il faut lui ouvrir les voies, et détruire les obstructions, qui pourra l'arrêter dans ses progrès.

Commencez par une saignée au col du cheval, et faites-lui prendre ensuite le remède suivant :

Ayez 3 onces, racine d'oignon de mer,

  3 onces, racine de guimauve,

  1 once, sel de tartre,

  1 once, sel de nitre,

  ½ once, safran de mars apéritif,

  6 dragmes, tartre vitriolé,

  2 dragmes, antimoine diaphorétique,

que vous réduisez en poudre fine. Mêlez-y du miel purifié autant qu'il en faut pour faire un électuaire. Donnez au cheval de cet électuaire, matin et soir, une once et demie, et continuez pendant quelque tems.

Pour guérir la dartre extérieurement, faites l'onguent suivant :

Prenez 4 onces, vif argent,

  6 onces, souffre vif,

Broyez et mêlez le tout dans un mortier de pierre ; ajoutez-y une once de cantharides et broyez encore avec le vif-argent et le soufre ; mêlez le tout avec autant de sain-doux qu'il en faut pour faire un onguent.

Graissez le cheval avec cet onguent sur toutes les parties du corps où la dartre s'est manifestée ; réitérez cet friction deux ou trois fois de suite, et ne doutez pas que votre cheval, quant à son extérieur ne soit guéri.

Du Gras-Cou.

Le gras-cou est une espèce de gale qui s'attache

au cou du cheval, lui fait tomber le crin et le poil, durcit la peau, et occasionne des rides ou bourrelets. Ce mal provient ou d'une mauvaise nourriture, ou d'avoir fait souffrir le cheval de fatigue ou de faim, ou de l'avoir placé près d'autres chevaux galeux.

Remède. Faites infuser dans un pot de terre neuf une pinte d'huile de chanvre, une livre de sain-doux de porc mâle, une livre de beurre frais, une demi-livre de vitriol blanc en poudre et une bouteille d'urine d'un garçon de douze à treize ans. Couvrez-bien le pot, et ne le découvrez que pour remuer les drogues avec une spatule de bois. Quand elles sont suffisamment mélangées et converties en onguent, graissez-en l'animal une seule fois, en prenant toutefois la précaution de ne le graisser que par un tems doux.

Huit jours après que vous l'aurez graissé, vous le laverez avec une forte lessive de cendre, dans laquelle vous aurez mis une livre de sel sur deux pots d'eau, observant d'employer cette lessive un peu chaude.

Des Blessures aux pieds.

Si un clou ou autre corps étranger s'est enfoncé dans le pied du cheval, empressez-vous de l'arracher, faites ensuite couler dans le trou deux ou trois gouttes d'un baume ainsi composé;

 4 onces, térébenthine de Venise,
 6 onces, poix résine,
 1 once, aristoloche longue en poudre,
 1 once, aristoloche ronde en poudre,
 1 once, oliban en poudre,
 4 dragmes, sang de dragon en larmes,
  pulvérisé.

Infusez le tout dans un litre de bon esprit-de-vin, que vous exposez au soleil, ou que vous mettez dans une chambre chaude, pendant quinze jours.

Ces deux ou trois gouttes coulées dans le trou, bouchez-le avec de la cire de jardinier, pour garantir la plaie de l'ordure ou de l'humidité.

Il arrive quelquefois qu'une partie du corps étranger qui s'est enfoncé dans le pied, reste dans la plaie et y produit de la matière ; ce qui se reconnaît par la douleur que le cheval ressent, et par la matière qui s'écoule : dans ce cas, il faut agrandir le trou, ou plutôt dessoler le cheval pour arriver à la plaie, et arracher avec des pinces le fragment qui est resté dans le pied. Pour arrêter le sang, après que la sole est enlevée, il faut se servir d'un cataplasme composé de jaune d'œufs, de térébenthine et d'esprit de vin.

Du Javart.

Le Javart est une tumeur qui se forme dessus ou dessous le tendon du paturon sur le gros tendon de la jambe, ou sur celui du paturon, à l'endroit de la couronne, au-dessus du quartier du sabot. Il arrive qu'elle s'insinue entre le quartier du sabot, et pénètre jusqu'à la sole.

Il faut appliquer des ramolitifs sur la tumeur, pour provoquer la suppuration, et faire sortir les bourbillons. Ce mal est quelquefois si douloureux, qu'il donne la fièvre au cheval. Alors il faut le faire saigner, le mettre au régime du son et de l'eau blanche, et lui administrer le remède suivant :

 2 onces, racine d'angélique,
 ½ once, safran de marc,
 1 once, cinabre commun,
 ½ dragme, antimoine diaphorétique,
que l'on réduit en poudre fine, infusée dans
 6 onces d'eau commune,
 2 onces d'eau distillée de fleurs de renoncules,
 1 once, esprit de nitre doux.

On mêle le tout ensemble, et on donne de cette mixtion deux fois par jour à l'animal, chaque fois deux onces.

Lorsque la tumeur s'est ouverte, et que le bourbillon en est sorti, on met dans la plaie de la chaux vive en poudre jusqu'à parfaite guérison.

Si la matière, formée dans la tumeur pénètre dans la couronne du sabot, on applique alors un bouton de feu à cette partie, en fourrant d'abord un tampon d'étoupe, à force, dans le fond de la plaie; puis, on brûle jusqu'à l'étoupe. L'opération faite avec le bouton de feu, on met dessus un peu de vitriol et de sucre, et on panse avec l'huile de gabiau.

On pourrait prévenir ce mal, en nettoyant exactement le poil à l'entour des pieds, pour ôter la boue qui s'attache, et qui devient corrosive par son séjour dans le paturon; ce qui provoque ensuite des tumeurs.

Le cheval reçoit quelquefois un coup de pied, ou il marche lui même d'un pied sur la couronne de l'autre, et se blesse avec le fer. Si la blessure est récente; mettez dessus de la poudre à canon, et allumez la poudre: cette brûlure empêche qu'il ne se forme de la matière dans la plaie. Si au contraire, on ne s'aperçoit de la blessure au pied, que lorsqu'elle commence à supurer, alors on lave la plaie avec de l'esprit-de-vin préparé avec de l'aloès et de la myrrhe; on met dessus de la chaux vive en poudre, ou du vitriol avec du sucre aussi en poudre.

Des Eaux aux jambes.

On appelle eaux aux jambes, l'écoulement d'une sérosité âcre qui suinte continuellement des jambes. Les causes les plus ordinaires de cet accident, sont les boues âcres ; par ces boues, les issues de la transpiration étant irritées et obstruées, l'humeur séjourne, corrode la peau, y cause des gerçures et des crevasses , d'où il suit une sérosité. Le froid, la gelée et les neiges sont une seconde cause de ces eaux : le froid resserre également les pores de la peau , et l'humeur arrêtée produit les crevasses et les eaux : quelquefois aussi, les eaux proviennent de l'épaisseur ou de l'âcreté qui existe dans la masse du sang.

Cet accident vient plus souvent aux paturons que partout ailleurs, parce qu'il y a dans cette partie beaucoup de rides et de plis à la peau , dans lesquels la crasse est conservée. Pour éviter cet inconvénient, il faut entretenir avec soin les jambes des chevaux , et surtout de ceux qui les ont couvertes de beaucoup de poil. On ne peut aussi trop veiller à la propreté des écuries.

Remède. Jetez, dans un pot de terre neuf, une bouteille d'huile de chanvre et une livre de sel; faites infuser le tout pendant quarante huit heures dans le fumier le plus chaud que vous aurez ; dans lequel vous enfouirez le pot de terre bien fermé. Faites chauffer la drogue sur les cendres rouges avant de vous en servir. Nettoyez bien les parties affligées en les frottant avec une brosse dure ; et graissez-les ensuite bien amplement. Veillez à ce que le cheval n'aille dans l'eau ni dans la boue pendant neuf jours : au bout de ce tems-là les eaux seront épuisées.

Des jambes enflées ou engorgées.

Si l'enflure aux jambes provient d'un coup de pied.

Prenez 6 onces d'esprit-de-vin dans lequel vous faites infuser

1 dragme de camphre,
1 dragme de sel ammoniac ;

Lavez la partie enflée pendant deux ou trois jours de suite avec cette composition, qui ne tardera pas à dissiper l'enflure et l'inflammation.

Si l'on sent une chaleur excessive à la partie enflée, qui cause de vives douleurs au cheval, il faut s'empresser d'appliquer sur la partie douloureuse, pour accélérer la suppuration, de l'onguent d'althœa mêlé avec du miel ; il faut laver ensuite la plaie avec de l'esprit-de-vin préparé avec de la myrrhe et de l'aloès, et achever la guérison avec l'onguent dont nous avons donné la recette à l'article *Garrot*.

Si l'enflure aux jambes provient d'un engorgement causé par la fatigue, ou parce que le cheval est long-tems resté debout sans se coucher ; alors versez une chopine de vinaigre dans de l'eau fraîche ; mettez-y une poignée de sel commun, et lavez-en les jambes de l'animal deux ou trois fois par jour ; promenez-le pendant une demi-heure, et donnez-lui du repos sur une bonne litière.

De l'Entorse et de la Dislocation du Boulet.

Pour bien connaître l'entorse, il suffit d'observer le mouvement du boulet ; le cheval, posant le pied à terre, craint de plier la jointure du boulet. Dans ce cas, faites bouillir du romarin et de la sauge dans du vinaigre, trempez-y une compresse que vous appliquez autour du boulet ; saignez ensuite l'animal au cou, et répétez l'application chaude de la compresse, toutes les fois qu'elle se refroidit. Continuez ce traitement deux jours de suite, et employez le troisième jour la liqueur suivante :

Prenez ¹/₂ dragme, savon blanc,
  1 dragme, esprit de sel ammoniac,

5 gros, ambre en poudre,
1 once, esprit-de-vin camphré.

Infusez l'ambre et le savon dans les esprits, et mettez-le en dissolution pendant vingt-quatre heures; lavez ensuite le boulet avec cette composition deux fois par jour, et continuez jusqu'à parfaite guérison.

Quant à la dislocation du boulet, il faut s'adresser à un maréchal pour le remettre, qui, après l'opération, fera le nécessaire pour achever le traitement.

Des Boulets enflés ou engorgés.

Le seul remède à y apporter, est de les laver deux fois par jour avec de l'esprit-de-vin camphré mêlé de sel ammoniac.

Des Mollettes.

Les mollettes sont diverses petites tumeurs placées immédiatement au-dessus des jointures du boulet des quatre jambes. Elles sont occasionnées par un travail excessif de l'animal, ou de ce que le cheval étant jeune, a été surmené. Si ces mollettes se forment entre cuir et chair par une enflure qui contient une eau glaireuse, un bouton de feu appliqué sur l'enflure fera sortir l'eau, et guérira le mal.

Quant à la mollette nerveuse, placée sur le tendon même, dont on veut obtenir la guérison, il faut prendre 4 onces d'esprit de vin rectifié, dans lequel on fait dissoudre une demi-once d'ambre en poudre. On humecte avec cette liqueur, pendant quelques jours, matin et soir, la partie malade.

De la Varice.

La varice, qui se manifeste par une tumeur à la veine qui passe à la partie latérale interne du jarret, provient d'un effort et d'un gonflement excessif des muscles qui compriment les vaisseaux sanguins, ce qui occasionne une distension dans la tunique de ces vaisseaux, et forme la tumeur connue sous le nom de varice.

Remède. Ouvrez la veine précisément à l'endroit où vous observerez la tumeur, faites sortir le sang caillé qui s'y est amassé; et frottez la partie avec du vinaigre et du sel. Il n'est pas nécessaire de barrer la veine, comme plusieurs artistes vétérinaires le conseillent, pour guérir la varice. Plusieurs maréchaux confondent souvent la varice avec la courbe, ignorant peut-être la cause de l'une ou de l'autre.

Du Pissement de sang.

Cette incommodité n'a d'ordinaire d'autre principe qu'une trop grande abondance de sang dans les vaisseaux. Cette abondance de sang est produite par un excès de chaleur, ou une course de longue durée. Une seule saignée du cou, et deux dragmes d'esprit de nitre doux, dans un pot d'eau, qu'on fera avaler au cheval, remédieront promptement à cette incommodité.

Il peut arriver au cheval qu'un de ces gros vaisseaux se rompe dans un effort, ou par un coup de pied qu'il aura reçu d'un autre cheval, et que le sang qui en sort en abondance passe dans la vessie; alors le mal est dangereux, et souvent mortel. Il faut saigner, qu'il y ait fièvre ou non, faire observer un régime exact, et donner le médicament qui suit :

Prenez eau de pourpier, une livre;

Poudre de pyrole, de pentaphyllum, de plantain, de petite centaurée, de chacune une demi-once; mêlez et faites-en avaler au cheval, de six heures en six heures, six onces;

Usez souvent du lavement composé de corneille et de langue de chien, de chaque une poignée.

Faites bouillir dans un pot d'eau ; coulez et ajoutez de beurre frais, quatre onces,

Baume opiatique quarante gouttes ;

Donnez en deux portions égales.

Vous pourrez vous servir aussi de l'électuaire dont voici la composition :

Prenez fleur de sureau, de cyprès, de chaque deux onces.

Semence d'anis, de l'agnus castus, de chaque une once et demie ;

Antimoine diaphorétique, deux dragmes,

Réduisez le tout en poudre fine, mêlez avec l'huile d'hypéricum, quatre onces, et avec du miel autant qu'il en faut pour faire un électuaire.

Donnez-en trois fois par jour, de la grosseur d'une grosse noix, à la racine de la langue.

Flux d'urine ou *Pissement froid.*

Il y a des chevaux qui pissent l'eau toute pure, telle qu'ils l'ont bue ; ils boivent continuellement, et plus ils boivent, plus ils pissent de cette eau toute crue ; ils maigrissent, ils deviennent faibles, ils perdent l'appétit ; quelquefois la fièvre survient, et leur donne beaucoup de chaleur.

Ce mal est l'effet d'une indigestion, pour avoir mangé de l'avoine nouvelle, qui n'est pas encore bien sèche ;

L'avoine cueillie dans des terrains marécageux peut produire le même effet : les parties sulfureuses dont elle est remplie, donnent du relâchement aux vaisseaux.

Dans cette maladie, le mouvement des poumons est contraint ; ce qui rend la respiration plus difficile. Les reins, par un écoulement d'eau trop fréquent, deviennent douloureux; ils s'échauffent, et leur inflammation est à craindre. Il est nécessaire de prévenir la fièvre par la saignée; préparez ensuite :

Gingembre, une demi-once;

Canelle, une dragme,

Rhubarbe, trois onces.

Réduisez le tout en poudre, et mêlez avec du miel, autant qu'il en faut pour faire un électuaire.

Donnez deux fois par jour de cet électuaire, la grosseur d'une noix, à la racine de la langue; préparez-en encore :

Feuille de chêne et d'aune, de chaque une poignée.

Faites-les cuire dans un pot d'eau jusqu'à diminution d'un tiers; coulez et ajoutez :

2 onces, esprit de nitre doux,

'/₂ once, safran de mars astringent.

Mettez la moitié de cette décoction dans un sceau d'eau avec de la farine d'orge, et donnez-la à boire au cheval. Au bout de deux jours, le cheval aura repris son état naturel de santé.

Du mal appelé *Avant-cœur.*

Ce mal est une tumeur, qui se forme au poitrail, vis à-vis du cœur; tumeur, presque toujours accompagnée d'une fièvre violente. Elle paraît ordinairement au dehors; ou si elle ne paraît pas, le cheval devient triste, il tient la tête basse, et on lui sent un grand battement de cœur, il tombe par terre de tems en tems comme si le cœur lui manquait, et enfin il perd totalement l'appétit.

Il faut saigner l'animal; et en même tems aider la suppuration par des onguens émolliens. Si cette suppuration aboutit au-dehors, le mal n'aura rien de dangereux pour l'animal. Mais, si l'on craint qu'elle n'aboutisse au-dedans, ce qui serait mortel, il faut tâcher de s'y opposer par des saignées réitérées, et des médicamens cordiaux. La saignée se fera au cou ; on graissera la tumeur avec des suppuratifs ; on composera ensuite l'électuaire suivant :

Prenez 1 once safran de mars apéritif,
    3 onces, cinabre de Montagne,
    1 once et demie, sel de tartre,
    5 onces, coquilles d'œuf,
    3 onces, quinquina ;

Réduisez le tout en poudre très-fine ; mêlez avec deux onces de l'esprit de nitre doux, et du miel autant qu'il en faut pour faire votre électuaire.

Donnez à l'animal, le matin, à midi et le soir, la grosseur d'un œuf de poule de cet électuaire à la racine de la langue. De l'eau blanche et du son avec un peu de farine doivent être alors le régime du cheval.

De l'effort des muscles de l'aine.

Il résulte pour le cheval de cet accident une grosseur douloureuse à la cuisse, à l'endroit où elle est jointe au bas-ventre. Ce mal est aussi dangereux que le précédent, lorsque la suppuration est interne. Il faut saigner le cheval au cou, lui donner beaucoup de lavemens, et suivre à peu près les mêmes procédés que pour le mal d'avant-cœur, sans oublier en même tems de faire prendre au cheval la dose de l'électuaire dont nous avons donné la recette dans l'article précédent.

De la Palpitation du cœur.

La palpitation du cœur est un mouvement plus précipité que le mouvement ordinaire, causé ordinairement par la contraction alternative des deux ventricules de ce viscère.

Dans cette sorte de maladie, il faut recourir promptement à la saignée, n'importe de qu'elle veine. Après avoir tiré beaucoup de sang à l'animal, préparez le médicament suivant :

4 onces d'esquine,
3 onces de gayac,
6 poignées herbe endive ;

Coupez le tout, et faites-le bouillir avec quatre pots d'eau de rivière, coulez et ajoutez :

$\frac{1}{2}$ liv. de miel dépuré,
1 once et demie de nitre doux ;

mêlez un pot de cette composition avec l'eau fraîche dans un seau plein, et donnez-le à boire au cheval ; continuez ce remède jusqu'à son rétablissement ; prenez encore,

4 onces, rhubarbe,
3 onces, adiante,
3 onces, lierre terrestre,
1 once, sel volatil de corne de cerf,
2 onces, nitre dépuré,
$\frac{1}{2}$ once, antimoine diaphorétique ;

Réduisez le tout en poudre, que vous partagez en dix portions égales ; faites avaler au cheval tous les jours, le matin à jeun, une dose de cette poudre dans un demi-setier de vin blanc ; faites faire à l'animal un exercice modéré, en le mettant à un régime convenable.

De la Fatigue et Fortraiture.

Ce mal qui provient d'un sang épais et d'une bile échauffée qui séjourne dans les vaisseaux, est causé par un épuisement de forces et par les mauvaises nourritures. Le cheval fatigué à ce qu'on appelle la corde, ou le canal creux le long des côtes ; son poil est hérissé et mal teint ; sa fiente est sèche et noire.

On remédie à ce mal par des apéritifs,

Des Avives.

Le mal des avives est situé à la partie supérieure et postérieure de la ganache, dans cet intervalle qui règne entre la tête et le cou au-dessous de l'oreille : c'est une inflammation des glandes parotides qui bouche le gosier et empêche la respiration. Lorsque cette inflammation a pris un certain degré d'accroissement, l'animal éprouve alors une telle difficulté de respirer, qu'il se vautre, se couche et se lève souvent, s'agite et se débat, comme s'il était attaqué de tranchées.

Les avives proviennent ordinairement, ou du passage subit du chaud au froid, ou d'un excès de travail, ou de faire boire l'animal après un violent exercice, sans lui avoir laissé le tems de se ressuyer, ou de lui avoir donné trop d'avoine, d'orge, de froment ou de seigle.

Quelques praticiens prétendent que pour guérir un cheval des avives, il suffit de les saisir d'une main et de les saigner de l'autre, et de faire cette opération sur chacune des glandes.

D'autres sont pour les topiques, et prescrivent la décoction suivante :

Prenez fleurs de sureau, de camomille de chaque une poignée ; faites les bouillir légèrement dans deux setiers d'eau, passez le tout et ajoutez-y :

$\frac{1}{2}$ once, sel ammoniac,

3 onces sirop, anti-scorbutique,

$\frac{1}{2}$ setier de vinaigre ;

Coulez, et injectez de cette décoction par une seringue dans le gosier du cheval, et réitérez cette opération plusieurs fois par jour.

De l'Etranguillon.

On confond souvent le mal des avives avec

celui de l'étranguillon; et en cela on a tort.
L'étranguillon est une inflammation des amyg-
dales et de presque toutes les parties du gosier;
et comme le mal fait souvent en peu de tems
des progrès rapides, il faut d'abord saigner
l'animal des deux côtés du cou. On lui injecte-
ra ensuite le gargarisme indiqué à l'article avives (page 159), avec une seringue faite exprès
pour cet usage. Ensuite.

Prenez 2 onces, sel de nitre,
      2 onces, sel de tartre,
      3 dragmes, safran de mars apéritif;

Réduisez le tout en poudre fine, et mêlez
avec du miel purifié, faites-en un électuaire,
dont vous donnez au cheval malade, deux fois
par jour, la grosseur d'une noix;

Prenez 1 once, onguent d'althéa,
      1 once de bouillon blanc,
      1 once de linaire,
      2 dragmes, huile de mélilot,
      1 dragme, camphre,
      2 dragmes, savon noir,

Mêlez le tout, et faites-en un onguent avec
lequel frottez extérieurement les glandes du
gosier.

Des Maux des yeux, en général.

Lorsqu'un cheval sera attaqué du mal d'yeux
c'est-à-dire, lorsque ses yeux seront rouges,
fermes et pleurans, qu'elle qu'en soit la cause,
il faut les laver le plus souvent possible avec un
peu d'eau tiède, dans laquelle on aura mis quelques gouttes d'eau-de-vie; plus ils seront rouges et malades, plus il faudra se garder de les
laver avec de l'eau fraîche, et surtout d'y souffler du sucre, du vitriol blanc, ou autres drogues qui ne feraient qu'augmenter le mal, et
retarder la guérison.

Si le mal provient d'une fluxion ; ou d'un coup ; il faudra alors saigner le cheval, le mettre au son et à l'eau blanche, lui appliquer un cataplasme de lait, de safran et de mie de pain, ou faire tremper un linge dans de l'eau préparée avec la pierre merveilleuse, l'appliquer en quatre doubles sur l'œil, et mettre par-dessus une compresse trempée dans l'eau-de-vie.

Epanchement de sang dans l'œil.

Les signes de cette maladie se manifestent par de petites taches rouges semées sur la cornée de l'œil.

Remède. Insinuez de l'eau-de-vie simple dans l'œil.

Des Verrues.

On désigne sous le nom de verrues, des durillons, ou des excroissances de chair qui paraissent sur le bord intérieur des paupières.

Remède. Coupez ces excroissances ou durillons avec des ciseaux, et pansez la plaie avec de l'eau vulnéraire et de la tutie.

De l'Onglée.

L'onglée est une peau membraneuse qui s'aperçoit au petit coin de l'œil du cheval. Elle avance quelquefois sur l'œil au point d'en couvrir la moitié. Le seul moyen de remédier à ce mal, est de faire couper avec précaution cette peau par un maréchal expert.

Fluxion lunatique.

Ce mal aux yeux est très-dangereux et difficile à guérir. Si un cheval éprouve les accidens de la fluxion lunatique, et que le mal se passe et revienne par intervalles périodiques, il est constant qu'il perdra tôt ou tard la vue.

On a fait usage du remède suivant pour cette fluxion , et il n'a pas toujours été sans succès.

Remède. Prenez $\frac{1}{2}$ dragme , nitre ou sal-
pètre ,
$\frac{1}{2}$ dragme , vitriol de Chypre ,
$\frac{1}{2}$ dragme , alun de montagnes.

Réduisez le tout en poudre très-fine., et in-fusez dans quatre onces d'eau de puits ; faites chauffer cette eau sur une plaque chaude , et faites dissoudre dedans cinq grains de camphre. L'eau refroidie à une tiédeur convenable , trempez un linge dedans , avec lequel bassinez l'œil extérieurement jusqu'à dix fois par jour pour le plus, mais toujours de manière qu'ils s'introduise tant soit peu de cette eau dans l'œil, et continuez jusqu'à parfaite guérison. Nous ferons observer qu'il faut renouveler cette eau tous les deux jours. Pour aider l'effet de ce colyre , donnez au cheval l'électuaire dont voici la recette.

Prenez 2 onces racine de fougère ,
2 onces , *id.* de dents de lion ,
2 onces , *id.* d'oseille ,
1 once $\frac{1}{2}$, herbe de méniante ;
1 once $\frac{1}{2}$ *id.* de cochléaria ,
2 onces , fleurs de romarin ,
2 onces , *id.* d'aurore ,
1 once , semence d'anis ,
1 once , *id* de persil ,
1 once , *id.* de roquette sauvage ;
1 once $\frac{1}{2}$ tartre solube.

Réduisez le tout en poudre très-fine , et mêlez avec 3 onces , oximel scillitique ,
2 onces , *essentia lignorum* ,
et du miel dépuré , autant qu'il en faut pour composer un électuaire ; donnez-en au cheval , tous les jours, le matin et le soir , la grosseur d'une noix , et continuez ce traitement pendant quinze jours.

Du chancre dans l'œil.

Ce chancre se manifeste par des boutons rouges, les uns plus petits, les autres plus grands, qu'on aperçoit vers le grand angle de l'œil, près du nez; on le voit au dedans et au dehors de l'œil, même sur les paupières, et l'œil paraît rouge.

Mettez le cheval au régime, donnez-lui de l'acier; et ensuite du foie d'antimoine; lavez le chancre avec de la décoction de graine de fenouil, que vous saupoudrez de tutie ou de poudre de cloportes passée sur le porphyre, ou de couperose blanche, de sucre candi et de tutie en parties égales.

Des Taies.

On distingue deux sortes de taies; l'une est comme un nuage qui couvre entièrement l'œil; l'autre est une tache ronde, blanche et épaisse à laquelle on a donné le nom de perle, parce qu'elle en a la ressemblance.

Ces taies peuvent provenir d'un coup ou d'une fluxion. On les dissipe dans le commencement : en mettant sur elles un mélange de couperose blanche, de sucre candi et de tutie en poudre, parties égales.

Du Cheval épaulé ou de l'écart à l'épaule.

Ce mal est causé par l'extension d'un ou de plusieurs tendons des muscles, ou par une fourbure mal guérie et invétérée, dont le principe est une lymphe extravasée, devenue âcre; il faut des remèdes résolutifs qui dissipent ces humeurs et qui rendent aux muscles leur ressort naturel. Commencez par la saignée pour empêcher l'amas des humeurs.

Prenez ensuite de l'esprit-de-vin camphré, une livre; infusez de l'esprit de sel ammoniac et de l'esprit de fourmi, de chacun deux onces ; de l'ambre en poudre, une once et demie : frottez tous les jours deux ou trois fois l'épaule du cheval avec cette composition, et principalement sous l'aisselle, et continuez ce frottement jusqu'à ce que vous observiez que le mouvement de la partie s'exécute sans douleur. Pour l'intérieur, faites la préparation suivante :

Prenez Herbe de sanicle, une once ;

      Baies de laurier, deux onces ;

      Semence d'anis, demi-once ;

      Sel de tartre, deux dragmes ;

      Antimoine diaphorétique, trois dragmes ;

Réduisez le tout en poudre très-fine ; mêlez-le avec huit onces de miel, et deux onces d'esprit de sel ammoniac : faites un opiat, et appliquez-en la grosseur d'une noix à la racine de la langue. Donnez de cet électuaire pendant quinze jours, tous les jours au matin, et mettez le cheval au régime de l'eau blanche.

Des efforts des rênes.

Ces efforts, provenant de la chute du cheval et lorsqu'il se relève, causent une extension considérable des tendons des muscles de l'arrière-main du cheval ; cette extension est quelquefois si grande, qu'elle ôte au cheval tout mouvement, et qu'elle produit la fièvre.

Remède. Donnez sur-le-champ à l'animal des lavemens anodins, composés de mauve, semence de lin, camomille cuite dans le lait ; ajoutez-y de l'huile de laurier ; mettez ensuite sur ses reins des draps trempés dans l'esprit-de-vin chaud, dans lequel des herbes aromatiques auront été infusées ; enfin, faites usage de la composition de l'esprit-de-vin camphré, mentionné dans l'article *Cheval épaulé*, ou *écart à l'épaule*, et continuez de frotter deux fois par jour les reins du cheval avec cette composition.

Remède pour guérir les chevaux qui jettent par échauffement, ou par toute autre cause.

Faites avaler à l'animal, à jeun, pendant quatre jours de suite, une chopine d'eau de miel un peu tiède, par chaque jour. Ensuite faites-lui prendre, pendant neuf jours, tous les matins à jeun, un quart d'once de fleur de soufre mêlée dans de l'avoine et du froment; et dans le cours de la journée, chaque fois que vous lui donnerez du son ou de l'avoine, mêlez-y une poignée de graines de genièvre pilées; ou bien si vous pouvez vous procurer du genet, coupez-en la tige bien menue, et mettez-en une poignée dans le son ou l'avoine.

Si l'animal est glandé, et que la glande soit dure, vous vous servirez, pour l'adoucir et même pour la faire percer, si le mal l'exige, des remèdes indiqués pour la gourme. p. 117 et suivantes.

Des divers accidens qui peuvent survenir à un cheval, soit en mangeant, soit en buvant.

Le cheval peut, en buvant dans les ruisseaux ou marais, avaler une sangsue qui s'attache à son estomac, et lui cause une hémorragie capable de lui donner la mort.

Remède. Faites avaler à l'animal de l'huile d'olive ou de l'eau salée, pour tuer la sangsue.

Il arrive quelquefois que le cheval avale de l'arsenic, qui aura été mis dans un grenier pour faire mourir les rats et les souris, parce que ces animaux malfaisans, après avoir avalé l'arsenic, seront venus vomir dans l'avoine, ou sur le foin que l'on donne au cheval.

Remède. Faites boire à l'animal deux livres d'huile d'olive, et réitérez la boisson, si vous vous apercevez que le premier essai n'ait pas tout-à-fait réussi.

La fiente de poule est une espèce de poison

pour le cheval qui en a avalé ; il bat du flanc , et jette de vilaines matières par le fondement.

Remède. Rafraîchissez l'animal , purgez-le avec du miel et de l'aloès, et donnez-lui des lave-mens.

De la Piqûre des mouches.

Les mouches tourmentent quelquefois les chevaux, au point de les empêcher de manger , de les faire maigrir et tomber fourbus.

Remède. Prenez de la morelle , de la chicorée sauvage, de l'eau d'artichaux, des feuilles de noyer, du brou de noix, ou d'autres plantes amères ; frottez-en le cheval dans les endroits les plus exposés à la piqûre de ces insectes ; le vinaigre pur les éloignera aussi, mais pas aussi efficacement que le suc des plantes amères.

Onguent propre à ôter l'inflammation , et à cicatriser les plaies des chevaux.

Mettez dans une bassine sept livres d'huile d'olive ; versez dedans une livre de céruse et une livre un quart de litharge d'or ou d'argent avec une pinte d'eau ; battez-les bien ensemble et mettez le tout dans un pot de terre ; agitez le tout avec une spatule de bois, pendant un quart d'heure ; puis ayant mis le pot sur un bon feu de charbon, faites cuire, remuant sans cesse jusqu'à ce que l'eau soit tout-à-fait évaporée ; ce qui s'effectuera dans l'espace d'une heure , et alors les matières seront abaissées : ôtez le pot du feu, et ajoutez une demi-livre de cire blanche coupée par morceaux. Pilez en poudre fine , et passez par un tamis fin une demi-livre de myrrhe et deux onces d'aloès : mettez le tout avec de la cire dans la première composition ; et remuez sans discontinuer pour bien incorporer ensemble les espèces ; et sans remettre le pot sur le feu, continuez de remuer, jusqu'à ce que l'onguent se refroidisse.

Du nom et de la situation des parties extérieures du cheval.

Pour faciliter la connaissance du cheval, je le divise en trois parties principales; savoir: l'avant-main, le corps et l'arrière-main.

Les parties qui composent l'avant-main, sont: la tête, l'encolure, le garrot, les épaules, le poitrail ou la poitrine, et les jambes de devant.

Les parties du corps sont; les reins, les rognons, les côtés ou les côtes; le ventre et les flancs.

Celles de l'arrière-main sont: la croupe, les hanches, la queue, les fesses, le grasset, les cuisses, le jarret et les jambes de derrière.

La première partie de l'avant-main est la tête qui a une division particulière, étant composée des oreilles, du front, des tempes, des salières, des sourcils, des paupières, des yeux, de la ganache et de la bouche.

De toutes ces parties, je ne donnerai la définition que de la ganache et de la bouche, parce que les autres sont assez connues.

La GANACHE est une partie composée de deux os de la mâchoire inférieure qui touchent le gosier. Cette partie est mouvante, et sert à mâcher les alimens.

La BOUCHE a ses parties extérieures et ses parties intérieures.

Les parties extérieures sont: les lèvres, les naseaux, le bout du nez, le menton et la barbe, qui est l'endroit où porte la gourmette.

Les parties intérieures de la bouche sont: la langue, le canal, le palais, les barres et les dents,

Le Canal est le creux de la mâchoire inférieure , ou est située la langue.

Les Barres , sont l'endroit de la bouche où
il n'y a jamais de dents, et où se doit faire l'ap-
pui du mors.

Les Dents ont aussi une division particulière,
par laquelle on connaît l'âge du cheval, mais
on ne parlera de cette division , que dans le
chapitre troisième.

L'ENCOLURE où est attachée la tête, èst la
seconde partie principale de l'avant-main. Elle
est bordée, dans sa partie supérieure, par le
crin ou la crinière, et elle se termine au garot.

Le Crin qui tombe sur le front entre les
deux oreilles, et qui fait partie de la crinière,
s'appelle Toupet

Le GOSIER est la partie inférieure de l'encolure. Il commence entre les deux os de la ganache, et finit à la partie supérieure et antérieure
du poitrail.

Le GARROT est placé à l'extrémité de la
crinière, et au haut des épaules.

Les ÉPAULES commencent au garrot , et
finissent au haut du bras.

Le POITRAIL est la partie antérieure de la
poitrine, contenue entre les deux épaules, laquelle commence au bas du gosier , et finit entre les deux bras.

Les JAMBES DE DEVANT sont attachées
aux épaules et ont encore une division particulière étant compoées du bras, du coude , de
l'ars, du genou, du canon, du nerf, du boulet,
du pâturon , de la couronne et du pied.

Le Bras est cette partie supérieure de la jambe , qui est depuis l'épaule jusqu'au genou.

Le Coude est l'os du haut de la jambe, qui
est situé entre les côtes.

L'ars est une veine apparente , située au-devant et au dedans du bras.

Tous les chevaux ont au-dessus du genou, en dedans une espèce de corne tendre, sans poil, qu'on appelle *châtaignes*, plus ou moins grosses, mais toujours apparentes. Elles se trouvent également aux jambes de derrière ; avec cette différence cependant, qu'à celles-ci elles sont placées au-dessous des jarrets aussi en dedans.

Le GENOU est la jointure du milieu de la jambe, qui assemble le bras avec le canon.

Le CANON est la partie de la jambe qui commence au genou, et finit au boulet.

Derrière le canon il y a un tendon, qu'on appelle communément le nerf de la jambe, qui règne tout du long, et dont la qualité contribue beaucoup à la bonté de la jambe.

Le BOULET est la jointure du canon avec le pâturon.

Derrière chaque boulet, tant aux jambes de devant qu'à celles de derrière, il y a un toupet de poil qu'on appelle FANON, au milieu duquel il y a une espèce de corne tendre, qu'on nomme ERGOT.

Le PATURON est la partie située entre le boulet et la couronne.

LA COURONNE est le poil qui couvre et entoure le haut du sabot.

Le PIED, qui est la dernière partie de la jambe, est divisé en parties supérieures et intérieures.

Les parties supérieures sont : le sabot, les quartiers, la pince et le talon.

LE SABOT est toute la corne qui règne autour du pied.

LES QUARTIERS sont les deux côtés du sabot, depuis la pince jusqu'au talon. On dit quartier de dedans et quartier de dehors.

LA PINCE est le bout de la corne qui est au-devant du pied.

Le T**alon** est la partie de derrière du pied, où se terminent les quartiers, à l'opposite de la pince.

Les parties inférieures du pied sont : la fourchette, la sole et le petit pied.

La F**ourchette** est une corne tendre et molle, placée dans le creux du pied, qui se partage en deux branches vers le talon, en forme de fourche, d'où lui vient le nom de Fourchette.

La S**ole** est l'espèce de corne que l'on voit dans le creux du pied, entre les quartiers et la fourchette. C'est une corne plus dure que celle de la fourchette, et plus tendre que celle du sabot.

Le P**etit-pied** est un os spongieux, renfermé dans le milieu du sabot, entouré d'une chair qui lui sert de nourriture. Il n'est point visible, même quand le cheval est dessolé.

Les R**EINS** sont la partie supérieure du corps du cheval. Ils prennent depuis le garrot jusqu'à la croupe, mais ce nom n'appartient proprement qu'à l'extrêmité de l'épine la plus voisine de la croupe, qu'on a appellé jusqu'à présent, *Rognons* ; mais comme l'usage a donné à cette partie le nom de *Reins*, nous en conserverons la dénomination.

Les R**OGNONS** sont proprement les reins : et c'est la partie de l'épine du dos qui est la plus proche de la croupe.

LES COTÉS sont le tour des côtes, qui renferment les parties internes contenues dans le ventre du cheval.

Le VENTRE est la partie inférieure du corps située au bas des côtes.

Les FLANCS sont placés depuis la dernière côte jusqu'à l'os des hanches, vis-à-vis du grasset, dont la définition est dans l'article suivant.

La CROUPE est la partie supérieure de l'ar=

rière-main, qui va en rond depuis les rognons jusqu'à la queue.

Les FESSES prennent depuis la queue, en descendant, jusqu'au pli qui est à l'opposite du grasset.

Les HANCHES sont les deux côtés de la croupe. Elles prennent depuis les deux os qui sont au haut des flancs, jusqu'au grasset. On appelle aussi vulgairement les hanches, tout le train de derrière, ou l'arrière-main.

Le GRASSET est la jointure placée au bas de la hanche, vis-à-vis des flancs, à l'endroit où commence la cuisse. C'est cette partie qui avance près du ventre du cheval quand il marche.

Les CUISSES prennent depuis le grasset, qui en fait partie, et depuis l'endroit où finissent les fesses, jusqu'au pli du jarret.

Le JARRET est la jointure qui assemble le bas de la cuisse avec le canon de la jambe de derrière.

Les JAMBES DE DERRIÈRE étant semblables aux jambes de devant, dans les autres parties, il n'est pas nécessaire de rapporter ici ce qui en a été dit.

Dans les définitions que l'on vient de donner on a négligé de parler de la situation de quelques parties du cheval, parce qu'elles sont si généralement connues, que le détail en eût été inutile.

Qoique ces définitions soient très-claires, cependant, pour avoir une connaissance encore plus parfaite et plus intelligible, on peut avoir recours à la planche qui est au commencement de cet ouvrage, dans laquelle toutes les parties extérieures du cheval sont distinguées et marquées par des chiffres de renvoi.

De la différence des poils.

Plusieurs auteurs, surtout les Italiens, ont fait d'amples dissertations sur la constitution du cheval par rapport à la différence des poils ; mais comme je suis persuadé que ce n'est qu'un jeu de la nature, et que de tous poils il y a de bons chevaux, je donnerai simplement le nom et la définition de chaque poil.

C'est un terme impropre que de dire, ce cheval est de telle couleur, il faut dire d'un tel poil ou d'une telle robe.

Le cheval bai est le plus commun de tous les poils. Il est de couleur de châtaigne, plus ou moins claire ou obscure, ce qui forme les différens bais, comme bai clair, bai châtain, bai brun, bai doré, bai à miroir.

BAI CLAIR, est celui dont la couleur est plus claire que celle d'une châtaigne.

BAI CHATAIN, est celui qui est de la couleur d'une châtaigne.

BAI BRUN, est un bai très-obscur, et presque noir, excepté aux flancs et au bout du nez ; et alors on dit qu'un cheval a du feu, c'est-à-dire, des poils roux.

BAI DORÉ, est celui dont le fond du poil est de couleur jaune.

BAI A MIROIR ou BAI MIROITÉ, est celui qui a des marques sur la croupe d'un bai plus obscur.

Il faut remarquer que tous les chevaux bais ont les extrêmités, les crins et la queue noirs.

NOIR. Il y a deux sortes de noir, noir jais et noir mal teint.

NOIR jais, est un noir clair et beau.

NOIR mal teint, est un noir brun, qui a les flancs et les extrêmités lavées, c'est-à-dire, d'un poil plus déteint.

GRIS, est celui dont le poil est mêlé de blanc et de noir.

Il y a gris pommelé, gris sale, gris argenté.

Gris pommelé, est celui qui a sur la croupe et sur le corps des espèces de pelottes, les unes plus noires, les autres plus blanches.

Gris sale, est un poil où il a plus de noir que de blanc.

Gris argenté, a très-peu de poils noirs, semés sur un fond blanc et clair.

TIGRE, est un gris tisonné, qui a des marques larges et toutes noires sur un boil blanc.

POIL D'ÉTOURNEAU, est une espèce de gris encore plus brun que le gris sale.

Il faut remarquer que tous les chevaux gris, quand ils sont vieux, deviennent blancs, et qu'il y a très-peu de poulains qui naissent tout-à-fait blancs.

PIE, est un mélange de blanc et d'une autre couleur par grands placards.

Il y a trois sortes de chevaux pies, pies noirs, pies baies et pies alezans.

ALEZAN, est une espèce de bai roux comme le poil des vaches. Il y a alezan clair et alezan brûlé.

Alezan clair, est celui qui a moins de roux.

Alezan brûlé, est un alezan foncé fort brun.

ROUAN, est un poil mêlé de rouge et de blanc. Il y a rouan vineux et rouan cap-de-maure.

Rouan vineux est celui qui tire plus sur le rouge.

Rouan cap-de-maure, a la tête et les extrémités noires, et le reste du corps rouan.

RUBICAN, c'est lorsqu'un cheval noir, bai ou alezan, a des poils blancs semés par le corps, sur-tout aux flancs.

POIL DE SOURIS, est celui qui est de la couleur de cet animal; il y en a de ce poil qui ont la raie noire sur le dos.

LOUVET, se dit des chevaux qui ont un poi

de loup; il y en a de clairs et d'obscurs; quelques-uns ont encore la raie noire sur le dos.

Aubère, Mille-fleur, Fleur de Pêcher sont
la même chose. Ce poil a la couleur de fleur de
pêcher.

Truité; on donne ce nom au cheval qui a le
fond du poil blanc, et le corps et la tête mou-
chetés de petites marques rousses ou alezanes.

Porcelaine, est un poil bizarre dont le fond
est blanc, avec des taches sur tout le corps,
comme on en voit sur les vases de porcelaine.

Isabelle, est un espèce de jaune clair qui tire
sur le blanc. Isabelle doré est un jaune plus vif.

Soupe de lait, est une espèce de blanc sale.

Tous les chevaux, de quelque poil qu'ils
soient, qui ont les extrêmités, les crins et la
queue noirs, sont les plus estimés, et sont effec-
tivement les plus beaux à la vue.

Ceux qui ont les flancs et les extrêmités lavés,
sont communément moins estimés.

La nature varie tant en fait de couleurs, qu'il
se trouve beaucoup d'autres poils dont nous ne
rapportons point le nom, parce qu'on leur
donne celui qui approche le plus de ceux dont
on vient de donner la définition.

On appelle un cheval zain, celui qui n'a aucune marque blanche naturelle. C'est pourquoi
les chevaux blancs ou gris ne peuvent s'appeler
zains.

Tous les chevaux nés dans les pays orientaux
et méridionaux, comme turcs, persans, arabes,
barbes, ont le poil beaucoup plus ras que les
autres chevaux.

Quand le bas de la jambe d'un cheval est
blanc, cette marque s'appelle *balzane*.

De ceux qui ont des balzanes, les uns s'appellent *Travat*, les autres *Trastravat*.

Quand un cheval a le bas de la jambe de derrière et de celle de devant du même côté, blanc, on l'appelle *travat.*

Trastravat, est celui dont les balzanes sont opposées. Quand, par exemple, la jambe de devant hors du montoir et celle de derrière du côté du montoir, ou bien celle de devant du côté du montoir et celle de derrière hors du montoir, sont blanches, cela s'appelle *Trastravat.*

Il y a des chevaux balzans des quatre pieds, c'est-à-dire, qui ont le bas des quatre jambes blanc.

Il y en a qui ont des balzanes mouchetées de noir, qu'on appelle *jambes herminées.*

L'étoile ou pelotte, est une marque blanche au front du cheval. Si la marque blanche prend depuis le front jusqu'au bas de la tête, cela s'appelle *chanfrein blanc* ou *belle face.*

On appelle *épi* ou *molette,* le retour du poil que les chevaux ont au front, aux flancs et autres endroits, et qui est a contre-sens.

L'Épée romaine, est un épi ou retour de poil qui règne àquelques chevaux le long de la crinière : cette marque est assez rare et fort estimée des curieux en poil.

Coup de lance, est une cavité sans cicatrice qui se trouve au cou ou à l'épaule de quelques chevaux turcs, barbes et espagnols.

Les curieux attribuent aux chevaux qui portent ces marques, des qualités infinies, mais les auteurs qui ont simplement écrit sur les conjectures que l'on doit tirer de ces différentes marques et de ces différens poils, ont l'expérience contre eux : car elle prouve que la bonté d'un cheval dépend de sa ressource et de sa vigueur, qui sont des qualités intérieures, et non de son poil, ni de ses marques extérieures. Il n'y a qu'une seule chose à dire là-dessus, c'est que pour le coup-d'œil, certaines marques et certains poils plaisent plus que les autres.

*Indication des bonnes qualités et des dé-
fauts d'un cheval, ou véritable et bonne
manière d'examiner ceux qu'on veut
acheter.*

La première chose à examiner lorsque la figure d'un cheval qu'on veut acheter nous plaît,
c'est de voir s'il ne boite point en le faisant trotter en main sur le pavé.

Un cheval qui boite marque tous les tems du
trot avec la tête, et il appuie ferme à terre et
promptement le pied de la jambe dont il ne boite
point, pour soulager l'autre.

Il y a des chevaux qui, en marchant badi-
nent de la tête comme s'ils étaient boiteux,
quoiqu'ils ne le soient pas; on les appelle *boiteux de la bride.*

Avant que de détailler toutes les parties d'un
cheval, il faut lui regarder à la bouche pour
voir son âge, et s'il n'est point bégut, contre-
marqué et sillé.

Voir si la tête est petite, sèche, courte et bien
placée.

Si le front est uni, s'il n'est point camus, ou
au contraire s'il n'a point la tête trop busquée.

S'il a un épi au front avec une étoile ou pelote.

Si les salières ne sont point enfoncées ou
creuses.

Si l'œil est clair, vif et effronté.

Si les yeux ne sont point trop gros ou trop
petits; s'il n'a point la vitre obscure et le fond de
l'œil noir ou brun; s'il n'y a point quelque tache ou blancheur; si la prunelle est grande et
large; s'il n'y a point de dragon, et si l'œil n'est
point cul de verre ou véron.

Si la ganache n'est point trop carrée, et l'en-
tre-deux des os trop serré; si entre les deux os

de la ganache il n'y a point quelque grosseur ou glande.

Si la bouche n'est point trop fendue ou trop petite.

Si la langue et les lèvres ne couvrent point les barres ; si la langue n'est point coupée par l'embouchure.

Si les barres sont assez hautes et décharnées, sans pourtant être trop tranchantes, ou si elles ne sont point trop basses, trop rondes ou trop charnues.

Si les naseaux sont assez fendus et assez ouverts.

Si la barbe est trop plate ou trop élevée, si elle n'est point blessée, et si elle n'a point de duretés ou de calus.

Si l'encolure est relevée et tranchante près de la crinière ; si elle n'est point effilée ou trop épaisse, renversée, fausse ou penchante.

Si le garrot est long et peu charnu ; s'il n'a point le coup de hache.

Si les épaules sont plates, décharnées, libres et mouvantes ; si le cheval n'est point trop chargé d'épaules, ou au contraire trop serré ; s'il ne les a point chevillées.

Si le poitrail n'est pas trop large, trop avancé ou trop étroit.

S'il n'est point trop élevé sur les jambes ; si elles tombent en ligne droite depuis le haut du bras jusqu'au boulet.

Si le bras de la jambe est large, long et nerveux.

Si le genou est plat, large et décharné ; s'il n'est point plié en avant en forme d'arc (ce qu'on appelle *jambe arquée*); s'il n'est point couronné ou enflé.

Si le canon est gros et court à proportion de la taille.

S'il n'y a point de suros, d'osselets, de fusées et de suros chevillés.

Si le nerf de la jambe est détaché et éloigné de l'os, sans dureté ni enflure.

Si le boulet est nerveux et gros sans enflure ni couronne; s'il n'y a point de molettes, et s'il n'est point trop flexible.

Si le paturon n'est point trop court ou trop long, c'est-à-dire, court jointé ou long-jointé.

S'il n'est point droit sur jambes, ou bouleté.

Si un côté du paturon n'est pas plus haut que l'autre; s'il n'a pas de peignes.

Si la couronne accompagne la rondeur du pied, sans être plus haute que le sabot.

S'il ne se donne point des atteintes.

Si le pied n'est ni trop grand ni trop petit.

Si la forme du sabot est ronde, et s'il a la corne unie et brune.

Si les talons ne sont point serrés, ou un des quartiers plus haut que l'autre.

Si la fourchette est bien nourrie sans être trop grosse et trop large; si au contraire elle n'est point trop petite ou trop desséchée.

Si le dedans du pied est creux sans que la sole soit affaiblie.

Si les pieds ne sont point plats, encastelés, comblés, cerclés, s'il n'y a point de seime, d'a-valure; s'il n'a point été fourbu.

S'il place bien les pieds, et que la pince ne soit ni en dedans ni en dehors.

Il faut ensuite passer aux parties du corps et de l'arrière-main.

Voir si les reins sont assez courts, et si l'épine du dos est large, ferme et unie.

Si le cheval n'est point ensellé; si le tour des côtes prend bien en rond, et s'il ne les a point trop serrées.

S'il a trop de ventre ou de boyau, ou au con

traire s'il n'est point efflanqué; s'il n'a pas le flanc retroussé, altéré ou poussif.

S'il n'est point souffleur ou gros d'haleine.

Si la croupe est ronde et large, si elle n'est point avalée; si le cheval n'est point cornu.

Si les hanches ne sont point trop longues ou trop courtes.

S'il a la queue bien placée, s'il la porte en trompe; si le tronçon est gros, ferme et garni de poil; s'il n'a point une queue de rat.

Si les cuisses et les fesses sont grosses et charnues; si elles ne sont point trop serrées l'une contre l'autre.

Si les jarrets sont grands, larges, nerveux et décharnés.

Si le cheval n'est point crochu, ou au contraire, si les jarrets ne sont point trop tournés en dehors, s'il n'a point de vessigons, de courbes, etc.

Si les jambes de derrière sont larges, plates, sèches et nerveuses; s'il n'a point trop de poil aux jambes.

Après avoir ainsi détaillé toutes les parties d'un cheval, il faut le faire monter pour voir s'il marche bien, c'est-à-dire, s'il lève les jambes avec facilité, sans se croiser ni billarder. Celui qui se croise porte les deux pieds de devant en-dedans, en les passant l'un par-dessus l'autre en marchant; et celui qui billarde fait le contraire, il les jette en dehors et lève les pieds fort haut. Le premier défaut fait qu'un cheval se coupe en marchant, et celui qui billarde se fatigue et se ruine bientôt. Pour mieux s'apercevoir de ces défauts, il faut faire venir un cheval droit à soi au pas, et non en tournant ni au galop, comme font les maquignons lorsqu'ils veulent vendre ces sortes de chevaux.

Il faut ensuite voir s'il tient les reins droits

sans se bercer; s'il marche la tête haute et bien placée; s'il ne pèse point à la main; s'il ne donne point des coups de tête; s'il a un pas hardi sans broncher; s'il galoppe légèrement et sûrement; s'il prend bien l'éperon; s'il rassemble facilement ses forces à l'arrêt après qu'on l'a échappé de la main.

Un cheval qui aurait toutes les qualités que l'on vient de décrire, sans en avoir les défauts, serait sans contredit un animal parfait, ce qui est rare à trouver; mais comme il est essentiel à un connaisseur de tout savoir, j'ai jugé à propos de mettre cette récapitulation pour servir de complément à ce que j'avais dit au commencement de cet ouvrage.

Diverses Recettes.

Pour faire revenir le poil tombé par gale, où besoin sera.

Prenez partie égale de popnléum et de miel blanc, frottez-en deux fois par jour, quinze jours de suite, les endroits où le poil sera tombé; et si c'est en été, à cause des mouches, mêlez-y de la poudre de coloquinte, ou de la poudre d'aloès succotrin.

Autre.

Prenez des racines de joncs blancs qui croissent sur le bord des étangs ou rivières; après les avoir bien nettoyées, il faut les faire bouillir dans de l'eau jusqu'à ce qu'elles deviennent en bouillie; ajoutez-y ensuite autant de miel blanc, mêlez bien le tout ensemble, et de cette composition passez-en tous les jours sur les places où le poil ne veut pas revenir, quinze ou vingt jours de suite.

Manière de remplir les salières.

Prenez partie égale d'orge mondé et de vesse qu'on donne aux pigeons, pilez-les l'un et l'autre, et les faites cuire dans de l'eau rose jusqu'à ce que cela soit en bouillie; remplissez-en tous les jours les salières du cheval, avec un bandeau fait exprès, et continuez trois semaines ou un mois.

Onguent de Pied.

Cire jaune, poix résine, poix grasse, colophane, suif de mouton, sain-doux, miel, térébenthine, huile d'olive : il faut prendre de chacune de ces drogues une demi-livre, les fondre en onguent dans un pot de terre, à petit feu, l'espace d'environ une heure. Il faut que le pot ou le chaudron soit assez grand, de peur qu'en cuisant, les drogues ne sortent, et lorsqu'elles commencent à ne plus s'élever, et qu'il ne paraît plus d'écume, l'onguent est fait. Il se garde tant qu'on veut : afin qu'il opère bien, il faut en frotter le pied autour de la couronne, environ deux doigts en descendant, entourer ensuite la partie avec une lisière, pour conserver et faire pénétrer l'onguent. Il ne faut pas trop serrer la bande, parce que la corne venant à s'amollir par l'effet du remède, il se formerait un cercle à l'endroit du bas de la lisière, qui empêcherait la corne d'être unie.

Pour empêcher que les pieds de devant ne se dessèchent à l'écurie, il faut les frotter deux fois la semaine, avec cet onguent, et il n'est point besoin de lisière, quand ce n'est que pour entretenir et nourrir la corne.

Voici encore un autre onguent de pied qui se fait à peu de frais. Une livre de tarc ou goudron, une livre de sain-doux, demi-livre de miel, le tout incorporé ensemble, et mis dans un pot de terre vernissé, pour s'en servir au besoin.

Après s'être servi pendant plusieurs jours de quelques-uns de ces onguens, mais particulièrement du premier, pour amollir toute la corne du sabot, si les talons sont extraordinairement serrés, il faut faire une autre opération pour les élargir; voici en quoi elle consiste : il faut faire parer le pied et particulièrement les talons mais à plat seulement, et ne point attendrir la corne avec le fer chaud, comme font les maréchaux communément, pour avoir plus de facilité à couper la corne, et se bien garder de fendre les talons et de séparer les quartiers d'avec la sole, ce qui leur donne occasion de se renverser encore davantage. Ensuite avec une reinette vous faites trois ou quatre raies, à un petit travers de doigt l'une de l'autre, sur les quartiers, creusant depuis la couronne jusqu'au bas du sabot, jusqu'au vif, et vous remplissez ensuite ces raies d'onguent de pied, pour les amollir, et vous en couvrez le sabot et même le dedans du pied, qu'il faut ferrer avec un fer à pantoufle, pour que les talons soient chassés en dehors par la forme de ce fer, à mesure, que la corne recroîtra. Si l'encastelure est si considérable, qu'il faille y remédier promptement, au lieu du fer à pantoufle, on peut en faire faire un qui diffère des fers à tous pieds, en ce qu'ils n'ont qu'une seule charnière et que celui-ci en doit avoir deux qui séparent le fer en trois portions à-peu-près égales. Comme cet accident n'arrive qu'aux pieds de devant, la portion du fer qui règne autour de la pince doit être étampée à quatre clous, et chaque branche à deux seulement, et on tient les deux branches écartées par le moyen d'une clavette. A mesure que la corne prend accroissement, on écarte encore les branches que l'on tient écartées, par le moyen d'une clavette plus longue que la première, et on tient ces parties amollies, tant en dehors qu'en dedans, avec l'onguent de pied, ayant soin de tenir de la filasse imbibée de cet onguent dans le pied, avec des éclisses de fer.

Si le cheval est encastelé de vieux, et que les remèdes ci-dessus n'aient pas réussi, le plus court est de le dessoler, et de se servir du dernier fer ci-dessus décrit.

Electuaire excellent pour être employé dans le traitement de la Gourme et dans celui des Dartres à grosses croûtes.

Prenez racine de galanga, de gentiane, d'aristoloche longue et ronde, de chacune une once.

Herbe de chardon-béni, d'hyssope, de pas d'âne, de bouillon-blanc, de chaque deux onces.

Semence de fenu-grec, de maniguette, de chardon-béni, d'anis, de sanicle, de chaque une once.

 Baies de genièvre, deux onces;
 Canelle, deux dragmes;
 Lait de souffre, une once;
 Antimoine diaphorétique, cinq dragmes;
 Souffre d'antimoine doré, trois dragmes;
Pilez le tout en poudre bien fine, et faites-le passer par un tamis très-fin; mêlez ensuite cette poudre avec quatre livres de miel purifié; ajoutez-y trois onces d'huile d'amandes douces; deux onces d'huile d'hypéricum. Mêlez le tout bien ensemble; faites digérer pendant quinze jours dans une chambre chaude, et votre électuaire sera parfait.

De la Saignée.

La saignée est une des opérations qui se pratiquent le plus fréquemment sur les animaux, aussi bien que sur l'homme. Cette opération n'est autre chose qu'une incision faite à un vaisseau pour en tirer du sang. Comme il y a deux sortes de vaisseaux qui en contiennent, savoir, les veines et les artéres, on fait incision à ces deux espèces de vaisseaux.

Il n'y a point de partie qui ne contienne des veines et des artères ; il n'y aurait point aussi de partie exempte de la saignée, si la grosseur ou la petitesse des vaisseaux ne réduisait les saignées à un petit nombre de parties, dans lesquelles on en trouve d'une grosseur moyenne. Les dernières ramifications des vaisseaux, que l'on nomme *les extrémités capillaires*, fourniraient trop peu de sang, et les gros vaisseaux, tels que les grosses artères, en fourniraient tant, et avec tant d'impétuosité, que l'on aurait de la peine à en arrêter le cours.

On a donc réduit au nombre suivant, ou à-peu près, celui des saignées praticables, ou du moins nécessaires.

On fait communément cette opération à la langue, au palais, au cou, aux ars, aux flancs, au plat de la cuisse en dedans, à la pince et à la queue.

Dans les saignées qui se pratiquent sur les hommes, les chirurgiens sont en usage de poser une ligature sur les vaisseaux dont ils veulent tirer du sang, pour en intercepter le cours.

Ils ne sont dans cet usage que parce que les vaisseaux de l'homme étant extrêmement fins, déliés et roulans, ils auraient de la peine, sans cette précaution, à les ouvrir transversalement, et les assujettir sous la lancette. Mais comme ces vaisseaux sont infiniment plus gros dans les chevaux, cette précaution devient inutile ; c'est pourquoi on peut les faire toutes, et réellement on les fait toutes sans ligature.

On se sert de divers instrumens pour faire cette opération.

Elle se pratique avec la lancette, la flamme, la corne de chamois, un clou à attacher les fers, etc.

La flamme est l'instrument le plus usité pour les saignées que l'on fait aux chevaux; on va décrire celles où les autres instrumens s'emploient.

De la saignée au cou.

La saignée au cou est la seule où l'on emploie la ligature, car je ne parle pas de celle qui se fait au pâturon, quand on veut barrer la veine, parce que l'on en tire du sang, plutôt pour s'assurer la ligature du vaisseau, que pour faire une saignée.

On passe une corde autour du cou, le plus près que faire se peut du garrot et des épaules. On la serre par le moyen d'un nœud coulant qui est à un des bouts de la corde : quelques personnes sont dans l'usage d'arrêter ce nœud coulant par un autre nœud serré; mais cette méthode est dangereuse, parce que quand on veut le défaire, si le cheval vient à tomber en défaillance (ce qui arrive quelquefois), on est trop long-tems à défaire ce nœud.

Il faut, pour la même raison, faire attention à ne pas trop serrer cette corde, parce qu'en comprimant trop les vaisseaux du cou, le cheval s'étourdirait, tomberait sur la place, et de sa chute pourrait se tuer, ce que l'on a vu arriver plus d'une fois. S'il a un filet dans la bouche, on a soin de le remuer, afin que le mouvement des mâchoires fasse gonfler la veine; s'il n'a qu'un licou, on procure le même effet, en lui mettant les doigts ou un bâton dans la bouche. Quand on a trouvé le moment où la veine est suffisamment gonflée, on pose la flamme dessus, et avec une clef ou le manche du brochoir, on donne un coup sec sur le dos de cet instrument pour couper le cuir, qui est fort dur, et le vaisseau d'un seul coup.

Il y a du danger à donner le coup trop faiblement : il y en a à le donner trop fort.

En le donnant trop mollement, on entame le cuir sans ouvrir le vaisseau, et l'on ne tire point de sang, ou l'on fait une saignée baveuse. En donnant le coup trop violemment, on pourrait estropier un cheval, mais l'usage fait prendre un juste milieu, que les livres ne peuvent indiquer.

Quand on a tiré la quantité de sang que l'on souhaite, il faut, avant de refermer la veine, presser légérement les environs de la saignée, à un pouce de distance autour de l'ouverture, ce qui se fait communément en passant dessus la corde de même qui a servi de ligature. Il est bon d'user de cette précaution, parce que l'on a vu quelquefois des inflammations et des abcès se former à l'occasion du sang caillé épanché aux environs de la saignée, et être suivi de la gangrène, sur-tout dans les grandes chaleurs de l'été.

Ensuite on pince les deux lèvres de la plaie que l'on a faite, et on les perce d'outre en outre avec une épingle, autour de laquelle on tortille, en croix de S. André, ou en rond, cinq ou six crins que l'on arrache de la crinière du cheval même, et on les noue d'un double nœud.

Le lieu de cette saignée est quatre doigts au-dessous de la fourchette. On appelle fourchette une bifurcation de la veine, qui paraît manifestement sur le cou. Plus haut, on n'aurait qu'un petit vaisseau, et plus bas on trouverait trop de chair à percer avant de rencontrer le vaisseau.

C'est environ deux ou trois doigts au-dessous de l'endroit du cou où répond l'angle de la mâchoire inférieure, qu'on appelle la ganache. Cette saignée peut cependant se pratiquer sans passer la corde avec le nœud coulant, et l'on est même quelquefois obligé de s'en abstenir, par exemple, à des chevaux qui ont une gale vive sur le cou, ou une plaie considérable sur laquelle il faudrait que la corde appuyât; on fait prendre alors par un serviteur la peau à pleine main vers le bas du gosier, et on la fait tirer du côté opposé assez fortement pour faire gonfler la veine que l'on veut saigner, et quand la veine paraît assez grosse, on saisit le moment pour donner le coup de flamme, comme dans la précédente manière.

De la saignée à la langue.

Toutes les autres saignées se font sans corde; même celle de la langue. On se contente de la tirer doucement dehors, de crainte de l'arracher. On la retourne un peu, on la mouille avec une éponge, et on coupe avec la flamme ou une lancette, ou un clou à ferrer plus communément, les vaisseaux qui paraissent à la partie inférieure; on la laisse saigner à discrétion, parce que le sang s'arrête de soi-même, et que ces vaisseaux en fournissent peu. Cette saignée se pratique ordinairement pour les avives.

De la saignée au palais.

Pour celles du palais, rien n'est plus commun. Les palfreniers sont dans l'usage de la faire, sans demander avis, aussitôt qu'ils voient leurs chevaux dégoûtés; ils ont un morceau de corne de cerf à menuisé et pointu par le bout, ou une corne de chamois, qu'ils enfoncent le matin à jeun dans le troisième ou quatrième sillon du palais. Cette saignée, si on la faisait plus loin, ne serait pas sans danger; car on aurait

de la peine à étancher le sang. Quand cet accident arrive, il faut faire un plumasseau avec de
la filasse, et le saupoudrer de vitriol, l'appliquer sur le mal, et par-dessus mettre un gros
tampon de filasse que l'on appuie par un bandage qui passe par-dessus le nez, et on attache le cheval avec son licou un peu haut par les
deux côtés, et il faut le laisser cinq ou six heures sans le délier, et sans lever l'appareil, ni
par conséquent lui donner à manger. Cette saignée se pratique aussi pour le lampas, parce
qu'elle dégorge les vaisseaux, dont la plénitude
cause cette maladie.

De la saignée qui se pratique aux ars.

Cette saignée passe parmi les maréchaux pour
la plus difficile de toutes. On ne fait point de ligature pour faire paraître le vaisseau, parce
qu'il paraît assez manifestement, et est à fleur de
la peau; mais comme ce vaisseau roule aisément,
il faut poser la pointe de la flamme bien juste
sur le milieu de la rondeur du vaisseau, et on
donne un coup de manche du brochoir, un peu
plus fort qu'à celle du cou, à cause de la dureté du cuir, ensuite on fait la ligature, ainsi
qu'il a été dit, avec cinq ou six crins tortillés
autour d'une épingle. Cette saignée se pratique pour les efforts du genou, pour les efforts
d'épaule, écarts et autres accidens semblables.

De la saignée aux flancs.

Quoique cette saignée ne soit pas si difficile
que la précédente, on met cependant quelquefois plus de tems à la faire.

Il passe tout du long des côtes du cheval, de
la partie antérieure à la partie postérieure sur
le ventre, un vaisseau qui est quelquefois très-
gros, et quelquefois paraît très-peu.

Quand il praît peu, on est obligé de mouiller

le poil avec de l'eau chaude et une éponge, et on coupe cette veine avec la flamme, en donnant, comme à la précédente, un coup sec avec le manche du brochoir.

Il y a cependant quelques personnes qui, sans donner de coup sur la flamme, coupent transversalement le vaisseau avec le tranchant de la flamme, mais cette manière est plus en usage pour la saignée qui se pratique au plat de la cuisse en dedans.

De la saignée au plat de la cuisse en dedans.

On ne mouille point le vaisseau dans cette partie, parce qu'il est assez apparent, et on ne se sert point de l'éponge, parce que la peau y est plus tendre ; on tranche le vaisseau en travers avec la pointe de la flamme, et on se retire promptement, dans la crainte de recevoir une ruade du cheval.

Il y a cependant des maréchaux qui font cette opération avec la même tranquillité que les précédentes ; ils ajustent leur flamme sur le vaisseau, donnent un coup de manche du brochoir, et ensuite en font la ligature comme il a été dit.

La saignée aux flancs se pratique pour les tranchées, et celle au plat de la cuisse en dedans, pour des efforts de hanche, de jarret ou de reins.

De la saignée à la queue.

On saigne à la queue pour un ébranlement ou effort de reins. Cette saignée se pratique de différentes façons, ou en coupant un ou deux nœuds en entier, ou en fendant la queue par une incision cruciale, ou en figure de T, ou en donnant dedans plusieurs coups de flamme.

Si c'est un cheval à courte queue, on n'en coupe point de nœud, parce que la moelle alongée perçant jusqu'au trois ou quatrième, il pourrait en survenir des accidens , outre la difformité qui en résulterait ; on se contente de faire une incision longitudinale à la partie infé-rieure , et une transversale au bout , ou bien on fait l'incision transversale à un ou deux pou-ces de distance du bout , ce qui forme une croix : c'est ce que les maréchaux appellent faire le gâteau.

Quand on veut saigner un cheval à la queue ; pour le guérir des démangaisons qu'il a dans cette partie , l'usage n'est point de fendre la queue , ni de faire d'incision cruciale , ni d'en couper de nœuds , mais seulement d'y donner plusieurs coups de flamme dessous et sur les côtés , pour en faire sortir du sang. Il y a des personnes qui ne veulent point que l'on fasse aucune espèce de saignée à la queue dans cette maladie , et leur raison est , qu'autant de coups de flamme que l'on donne , sont autant de plaies douloureuses qui , pour former leurs ci-catrices , se recouvrent de nouvelles gales plus incommodes que la première et obligent le cheval à se frotter de nouveau , et à remuer la queue perpétuellement ; c'est pourquoi on pré-fère de la bassiner avec de l'eau et du sel , ou autres remèdes convenables.

A ceux qui ont la queue longue , on ne doit pas craindre d'en couper un ou deux nœuds , dans l'appréhension de perdre les crins ; car le restant du tronçon les fournit assez longs après , quoique cependant on puisse regarder cette pratique comme inutile , et plus douloureuse que nécessaire.

A toutes ces saignées , on laisse couler le sang aussi abondamment qu'il peut , et on ne cherche point à l'étancher , excepté quand on coupe deux nœuds , alors on arrête le sang avec le feu , que l'on y met avec le brûlequeue ; on met ensuite de la poix et du crin tortillé sur l'endroit que l'on vient de cautériser, avec le feu que l'on y remet de nouveau de la même manière.

Cette saignée se pratique ordinairement pour un effort ou pour un ébranlement de reins.

De la saignée à la pince.

On saigne aussi à la pince pour des efforts d'épaule, pour des jambes gorgées, pour un étonnement de sabot, etc.

On déferre le pied et on pare mince, à-peu-près comme si on voulait le ferrer à neuf, et on creuse avec le coin du boutoir, de la largeur d'une pièce de douze sous. Il faut dans cette opération, conduire l'instrument avec beaucoup de douceur, quand on commence à apercevoir le sang, parce que si la plaie était trop profonde, il pourrait survenir une inflammation qui y formerait un petit ulcère, qui suinterait peut-être long tems, ce qui arrive quelquefois.

Il faut remarquer que le lieu de cette saignée est le bout de la pince, et qu'il faut s'éloigner de la fourchette, pour éviter le tendon, qui s'élargit en patte d'oie, et va s'implanter dans l'os du petit-pied, jusqu'à la pointe de la fourchette, tant à la jambe de devant qu'à celle de derrière.

On tire environ deux livres de sang, et on bouche le trou avec du poivre et du sel mis en poudre sur un plumasseau ; on met par-dessus une bonne emmiellure, étendu sur un plumasseau beaucoup plus large que le premier, pour empêcher que la corne ne se dessèche, après avoir ferré le cheval à quatre clous seulement, et l'on met une ou deux éclisses pour tenir le tout en état.

De la saignée au larmier.

Pour la saignée au larmier, elle n'est point

d'usage aujourd'hui, et on ne la fait que quand on veut barrer cette veine, seulement pour assurer le maître du cheval qu'on a sûrement lié le vaisseau.

Toutes ces opérations se font ordinairement à la main, mais quelquefois elles demandent que le cheval soit mis dans le travail, pour la sûreté de l'opérateur, du cheval même, et des assistans.

Observations sur la manière de faire avaler les breuvages et les pilules, et sur l'usage du billot.

L'usage ordinaire, lorsqu'on veut faire avaler un breuvage à un cheval, est de lui lever la tête haute, de lui tenir la bouche ouverte avec un bâillon, et lui couler dedans la potion tout doucement avec la corne Dans certaines maladies où il ne peut ouvrir la bouche, on lui met la corne dans les naseaux, et le breuvage passe par la communication de la voûte du palais ; entre la bouche et le nez. Dans d'autres maladies, on le fait pour déterger quelqu'ulcère qui se peut trouver dans les naseaux, comme dans la gourme et la morve. Quelquefois on use de cette méthode, quoiqu'il n'y ait point d'ulcères dans les naseaux, et que le cheval puisse aisément ouvrir la bouche, mais seulement parce qu'il serait dangereux de lui faire lever la tête, qu'il est obligé de lever plus haut quand il prend par la bouche. Pour les pilules, on se saisit de la langue, on la tient ferme, et on met la pilule dessus avec un petit bâton, et elle se fond ou tombe insensiblement dans l'ésophage ; si elle ne coulait pas aisément, on lui ferait tomber sur la langue quelques gouttes d'huile, pour faciliter la descente. Après avoir pris les pilules, on peut lui couler sur la langue un petit verre de vin pour achever de précipiter les pilules. Mais voici ce qu'il faut observer.

1.º Qu'il est dangereux de faire lever la tête trop haut parce que le cheval s'engoue plus facilement.

2.º Que quand il tousse, il faut cesser pour un moment le breuvage et les pilules, et lui laisser baisser la tête, parce qu'on a vu des chevaux qui ont péri d'une médecine, non par la qualité des drogues, mais par la quantité de liqueur qui était tombée dans la trachée-artère, et avait suffoqué le cheval.

3.º De ne point tirer la langue trop fort, parce que les adhérences étant faibles, on pourrait l'arracher.

4.º De ne lui point faire avaler trop vîte, par la même raison.

5.º De laisser le cheval quatre ou cinq heures au filet, sans manger.

Le billot n'est point sujet à ces inconvéniens; c'est un bâton fait en forme de mors, autour duquel on met les médicamens convenables, incorporés, s'il le faut, avec suffisante quantité de beurre ou de miel, et que l'on enveloppe d'un linge pour retenir le tout; aux deux bouts de ce mors est attachée une corde que l'on passe par-dessus les oreilles comme une têtière. On laisse le cheval à ce billot, jusqu'à ce qu'il ait sucé tout le médicament. Cette manière de faire prendre les remèdes, est assez commode et sans aucun danger.

D'autres ne mettent point de bâton dans le billot; ils mettent le médicament sur un linge, qu'ils roulent ensuite et nouent par les deux bouts, et ils l'attachent comme le précédent.

Manière de tailler les grandes oreilles pour les rendre petites.

Il faut faire faire deux moules de forte tôle par un habile serrurier, qui prendra la mesure juste d'une oreille bien faite, et il formera ses moules de même : il faut qu'il y en ait un plus petit que l'autre ; le plus petit sera mis en dedans de l'oreille du cheval ; et le plus grand en dehors. L'oreille étant ainsi prise entre ces deux moules, il faut la serrer fortement en dedans et en dehors, par le moyen d'un instrument à vis, ensuite avec le bistouri on coupera ce qui déborde de l'oreille. L'opération étant ainsi faite aux deux oreilles, on ôte les moules, et il faut laisser le cheval quatre ou cinq heures au filet, attaché entre les deux piliers dans l'écurie, de manière qu'il ne se frotte pas. Lorsque le sang sera arrêté, il se formera une croûte autour des oreilles, et le lendemain on frottera la plaie tout autour avec de l'onguent pour la brûlure, ou parties égales d'althéa, de miel ou de saindoux fondues ensemble ; on applique de l'un ou de l'autre onguent avec la barbe d'une plume, soir et matin, jusqu'à ce que cette croûte tombe d'elle-même. Avant de faire cette opération, il faut couper ou raser le poil des oreilles en dedans et en dehors, le plus près qu'on pourra.

Pour relever les oreilles des chevaux qui les ont écartées et pendantes (qu'on appelle oreillards), on leur coupe environ deux doigts de la peau au-dessus de la tête, entre les deux oreilles ; il faut ensuite rapprocher et coudre les deux peaux pour les rejoindre : on pansera la plaie à l'ordinaire jusqu'à guérison. Il paraît qu'il y a un peu de cruauté dans les opérations ci-dessus, mais il y a aussi des curieux à qui cela plaît.

Pour faire croître le crin et la queue.

La principale cause que la plupart des queues des chevaux ne sont pas longues et garnies de poil, c'est le peu d'attention des palfreniers, qui lavent superficiellement le haut de la queue

et n'otent pas la crasse qui est à la racine des
crins qui cause des démangeaisons au cheval,
qui l'obligent à se frotter et déchirer sa queue.
La même chose arrive aux crins de l'encolure,
si l'on n'en a pas soin. On trouve à certaines
queues de gros crins courts, qui consument la
nourriture des autres crins, il faut les arracher.
Quelquefois aussi ce sont des cirons qui ron-
gent la racine des crins ; en ce cas il faut se
servir du remède suivant, et prendre une once de vif argent amorti dans une once de térébenthine, l'incorporer dans du sain-doux, jusqu'à ce qu'il vienne de couleur de cendre, et en
frotter la racine des crins pendant quatre jours.

Les remèdes les plus communs dont on se sert
pour faire croître les crins et la queue, sont
les suivans.

Quelques-uns mettent infuser dans un seau
d'eau des feuilles de noyer, et en lavent les
crins et la queue.

D'autres se servent de la racine de roseaux
qu'ils font bouillir.

D'autres prennent l'eau avec laquelle on lave
la viande de boucherie avant de la mettre au pot.

D'autres prennent de la lessive et du savon
noir mêlés ensemble ; mais il ne faut pas que la
lessive soit trop forte, elle ferait tomber les
crins, et de l'une de ces eaux on lave les crins
et la queue jusqu'à la racine.

On assure que le remède suivant est excellent, non - seulement pour faire croître les
crins, mais pour les faire revenir où ils sont
tombés.

Deux poignées de crottes de chèvre fraîches,
une demi-livre de miel, une once d'alun en
poudre, une chopine de sang de porc, faire
bouillir le tout ensemble, et en frotter les crins.

On se sert aussi, pour faire revenir les crins
et le poil après une blessure, de coques de noix

ou noisettes brûlées et pulvérisées , que l'on met dans partie égale de miel , d'huile d'olive et de vin , et l'on en frotte les crins.

Du jus d'ortie avec du miel et du sain - doux mêlés ensemble , font le même effet.

Il faut , tous les mois , couper le bout de la queue , non-seulement pour la rendre égale , mais encore pour la faire croître. Il ne faut pas qu'elle passe le fanon , le cheval , en reculant , marcherait dessus et se l'arracherait.

Quand un cheval a la queue blanche , et qu'on veut la conserver propre , il faut , après l'avoir peignée et lavée , l'enfermer dans un sac , autrement la fiente et l'urine la rendraient jaune.

De l'amputation de la queue.

Toutes les saisons de l'année ne sont pas propres à faire cette opération : le grand froid la rend mortelle ; le grand chaud la rend incommode à cause des mouches , et de la gangrène qui peut s'y mettre.

Elle se fait de diverses manières : on se sert du bistouri ; on se sert du boutoir ; on se sert d'un couteau. A un jeune poulain on peut la couper dans un joint avec le bistouri , sans aucune difficulté. A un cheval fait , on la coupait anciennement , en mettant le boutoir sous la queue à l'endroit où on voulait la couper , et en donnant dessus un grand coup de maillet , mais c'était faire au cheval un double mal ; meurtrissure d'un côté , incision de l'autre. Aujourd'hui on s'y prend d'une autre manière , on met la queue sur une bûche debout , on met un grand couteau fait exprès sur l'endroit où on veut la séparer , on donne sur le couteau un grand coup de maillet ou de marteau , on penche le couteau un peu pour la couper en flûte , afin que le cheval la porte par la suite de meilleure grâce, puis on y met le feu, en la levant le plus haut qu'on peut avec le brûlequeue, qui est un fer fait comme une clef des roues d'un carrosse, avec cette différence, que l'extrémité utile est ronde et non carrée, afin que la queue puisse y entrer. Il faut ensuite appliquer un peu de poix noire sur le bout de la queue et poser le fer, qui aura perdu un peu de sa chaleur, sur la poix, pour la faire fondre. Il faut avoir attention que le cheval ne soit pas dans l'écurie près de la muraille ni d'un pilier, après cette opération, afin qu'il ne puisse pas se trotter, ce qui cause quelquefois de grands accidens. Il faut, après l'opération, frotter avec de l'eau-de-vie le tronçon de la queue, jusques sur les rognons, pendant quelques jours, soir et matin. Si la queue était meurtrie ou trop brûlée, ou que le cheval se fût frotté, il faudrait se servir de l'esprit de térébenthine et eau-de-vie, partie égale, battues ensemble, et en frotter comme ci-dessus.

Les maréchaux Anglais, après avoir coupé la queue assez longue, font 5 ou 6 incisions d'égale distance, depuis la naissance de la queue en dessous, jusqu'à l'extrémité où elle est coupée. Ils laissent une suffisante quantité de crins au bout de la queue, pour y attacher une longue corde de la grosseur du bout du petit doigt; ils passent ensuite l'autre extrémité de cette corde dans une poulie qui est attachée au plancher, positivement au-dessus du milieu du dos du cheval, lorsqu'il a la tête à la mangeoire: la même corde doit passer ensuite dans une autre poulie, aussi attachée au plancher, derrière la croupe, au milieu du trottoir; on suspend au bout de cette corde un poids d'une certaine pesanteur, de sorte que le cheval étant couché ou relevé, ait toujours la queue soulevée et renversée sur la croupe. On laisse cette corde jusqu'à ce que les cicatrices soient fermées. Cette opération leur fait porter ce qu'on appelle la queue à l'anglaise. Je ne vois pas pourquoi, en pratiquant la même chose aux chevaux des autres pays, ils ne la porteraient pas de même.

De la manière de couper la langue.

Il y a des chevaux qui ont la vilaine habitude de tirer la langue, et qui la laissent pendre en dehors d'une longueur assez considérable. Qoique ce soient d'ailleurs de très-beaux chevaux, rien n'est plus désagréable à la vue. Cela peut provenir d'un relâchement dans la partie, aussi bien que de mauvaise habitude. On essaie différens moyens pour les corriger de ce défaut. On leur met des drogues âcres et désagréables sur le bout de la langue, pour la leur faire retirer ; on la pince, on la pique : on y cingle de petits coups pendant plusieurs jours ; et quand ce n'est qu'une mauvaise habitude, on la leur fait perdre quelquefois, à force de soins et d'assiduités. Mais si ce défaut vient de mauvaise conformation, ou d'un relâchement dans la partie, et que toutes ces tentatives deviennent inutiles, on a recours à l'opération, qui consiste à en couper un petit bout de chaque côté ; ce qui se fait en la tirant un peu sur le côté, le tenant ferme dans la main, ou sur un petit bout de planche, et en coupant, avec un rasoir bien tranchant, les deux côtés du petit bout, afin que la langue reste toujours un peu pointue, parce que si on la coupait transversalement, elle passerait par la suite par-dessus le mors, et outre cela le cheval aurait de la peine à ramasser son avoine dans la mangeoire.

REINE,
ou mère Abeille.

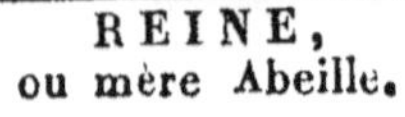

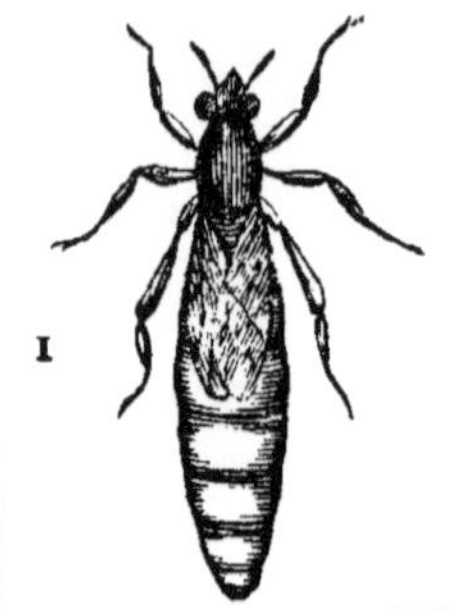

FAUX BOURDON OU MALE.

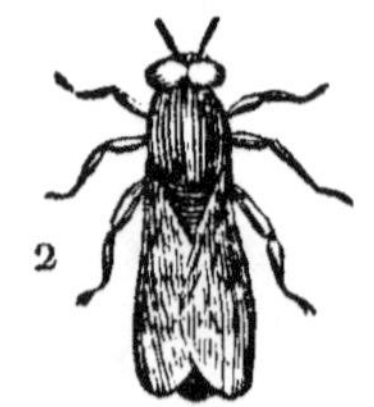

ABEILLE OUVRIÈRE.

ABEILLE OUVRIÈRE
Qui revient à sa ruche
le corps plein de miel ,
et avec une charge de
pollen à la troisième
paire de ses pattes.

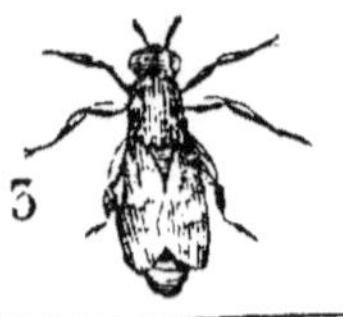

RUCHE VILLAGEOISE
Dont le Couvercle est levé.

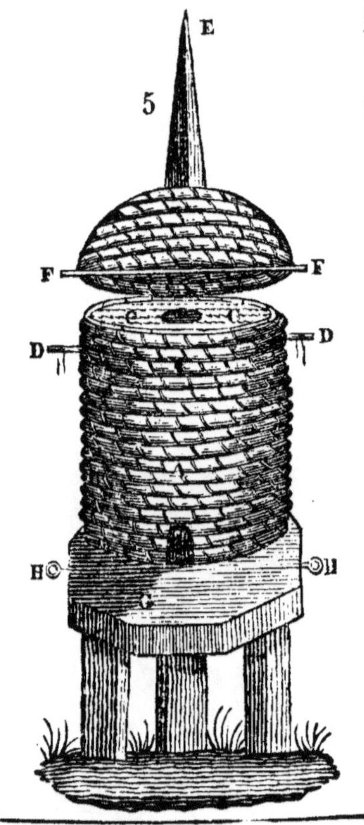

PLANCHER du haut de
la ruche villageoise.

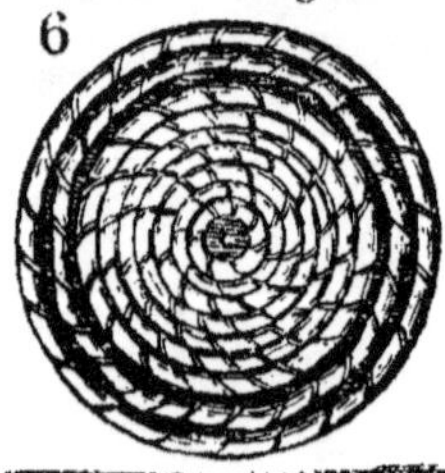

MANCHE
de la Ruche.

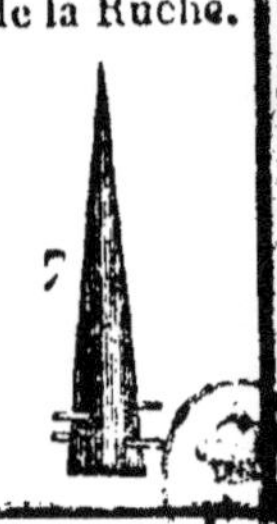

LE CONSERVATEUR
DES ABEILLES.

Des différentes espèces d'abeilles domestiques.

ON distingue quatre espèces d'Abeilles domestiques, qu'il est essentiel de bien connaître, parce qu'elles diffèrent beaucoup en bonté. Celles de la première espèce sont grosses, longues et très-brunes ; celles de la seconde sont moins grosses : leur couleur est presque noire ; celles de la troisième sont grises et de moyenne grosseur, celles de la quatrième, beaucoup plus petites que les deux premières, sont d'un jaune aurore, luisant et poli : on les nomme ordinairement les petites hollandaises ou les petites flamandes, parce qu'elles nous viennent de la Hollande ou de la Flandre.

La quatrième espèce est préférable à toutes les autres : elles sont très-laborieuses, très-économes, d'un caractère infiniment doux ; il semble même qu'elles connaissent ceux qui les visitent souvent.

La seconde espèce n'a point d'inclination vicieuse, on les apprivoise aisément en les visitant souvent ; et si elles se livrent au pillage, c'est la nécessité, et non pas la paresse qui les y porte. Celles de la première et de la troisième espèce sont toujours farouches et d'un abord difficile ; leur voisinage est dangereux pour les autres abeilles ; la campagne leur offre en vain un pâturage abondant : elles préfèrent aller piller leurs voisines diligentes. Lorsqu'on a des abeilles de cette espèce, le meilleur expédient est de s'en défaire en les étouffant.

Distinction des individus dans une ruche.

Dans une ruche, on distingue des individus de trois genres dans chaque espèce d'abeilles : la reine, qui est la seule femelle de toute l'espèce ; les *faux-bourdons*, qui sont les mâles ; et les *ouvrières*, qui n'ont aucun sexe, et qu'on nomme pour cette raison les neutres.

Vers la fin de l'été, les faux-bourdons sont exilés de la république, ou massacrés par les abeilles ouvrières. Il n'en paraît plus qu'au printemps suivant, après la première ponte de la mère abeille. Quant aux jeunes femelles qui naissent après la première ponte, elles ne font jamais d'œufs dans le domicile de leur naissance ; elles attendent le départ des essaims pour se mettre à leur tête, et aller fonder quelque établissement hors des états de la mère abeille. Celles qui ont le malheur de n'être point choisies pour conduire la colonie, sont chassées après son départ, et massacrées, si elles s'obstinent à vouloir rester, parce que les abeilles ne veulent qu'un chef pour les gouverner.

De la reine ou mère abeille.

Cette mère abeille est très-aisée à distinguer des abeilles ouvrières et des faux-bourdons. La longueur de son corps, la petitesse de ses ailes, la rendent très-remarquable ; moins grosse et plus longue que les faux-bourdons, elle surpasse en longueur et en grosseur les abeilles ouvrières : son corps est d'un brun clair sur le dessus, et en dessous, d'un beau jaune ; son aiguillon très-fort et beaucoup plus long que celui des ouvrières, est un peu recourbé vers le dessous du ventre.

Ses occupations consistent à visiter toutes les cellules, à entrer dans toutes, pour examiner si elles sont en état de recevoir le dépôt qu'elle veut y placer; elle excite les ouvrières au travail; sa présence les entretient dans l'activité; sa complaisance à recevoir leurs caresses, est un motif d'émulation; elle se délasse des soins de son gouvernement, en prodiguant aux faux-bourdons des marques de tendresse et d'amour, afin de les exciter à répondre à ses désirs. Toute sa vie se passe dans une douce captivité. Jamais elle ne quitte son domicile, à moins qu'il ne soit pas de son goût; elle est privée des instrumens nécessaires au travail et à la récolte.

D'après les calculs de *Swammerdam*, il paraît qu'une mère abeille peut produire environ soixante mille abeilles. En effet, en évaluant les essaims à quinze mille chaque, les trois essaims que donnent les bonnes ruches, en font quarante-cinq mille. On peut bien estimer également à quinze mille, l'essaim destiné à réparer les pertes de la famille, **qui sont journalières**, ce qui est une fécondité étonnante et bien peu commune dans la classe des insectes, quoiqu'ils soient tous très-féconds.

Des mâles ou faux-bourdons.

Les faux-bourdons n'ont d'autre emploi dans la ruche que de féconder la mère abeille. La nature leur a refusé les organes propres aux travaux des ouvrières. Aussi consomment-ils les provisions que celles-ci ont amassées avec tant de peines et de fatigues; et s'ils n'étaient utiles aux amours de la mère abeille et à la population, ils seraient bientôt condamnés à l'exil; ce qui leur arrive néanmoins, lorsque leurs services sont inutiles, ainsi que nous l'avons dit.

On distingue aisément les faux-bourdons, de la reine et des autres abeilles. Leur corps est moins long que celui de la reine, et plus gros

que celui des ouvrières ; leur tête est arrondie,
et leurs yeux à réseaux, beaucoup plus grands
que ceux des ouvrières, se touchent au-dessus
de la tête, où ils sont arrondis, et deviennent
aigus en s'approchant des mâchoires, où ils se
terminent. Leurs trois yeux lisses sont placés sur
le devant de la tête ; leurs antennes, semblables
à celles des ouvrières, ont une articulation de
plus à la partie antérieure. Ils ne sont point ar-
més de cet aiguillon terrible qui rend les abeilles
si redoutables.

Des abeilles ouvrières.

La prospérité de la république des abeilles
dépend uniquement des soins que les abeilles
ouvrières prennent de la rendre florissante, leur
tems est employé à procurer tout ce qui tend au
bien de la société. C'est le but de leurs travaux,
de leur industrie, de leur prévoyance et de
leurs voyages. A peine prennent-elles quelques
momens de repos ; elles maintiennent leur habitation dans une grande propreté, enlevant les
ordures, les cadavres des compagnes qu'elles ont
perdues, et qui pourraient causer une infection
dangereuse à celles qui leur survivent. Elles vont
chercher fort loin les matériaux pour la construction de leurs édifices, les préparent pour
les employer, et bâtissent ensuite ce nombre
prodigieux de cellules, dans lesquelles sont éle-
vées les abeilles qui doivent fonder une république. A mesure que les unes sont employées à
construire les magasins, les autres voyagent dans
les campagnes, afin d'amasser les provisions nécessaires pour la subsistance, et viennent les
déposer dans les magasins publics. A peine la
mère abeille a-t-elle déposé le germe de sa nouvelle famille dans ces cellules, que les ouvrières
viennent les visiter ; elles se présentent comme

les nourrices auxquelles l'éducation du peuple qui va naître est confiée ; elles prennent soin de son enfance, pourvoient à ses besoins, et lui donnent la nourriture qu'il est dans l'impossibilité de se procurer. Cette nourriture varie suivant l'âge de leurs élèves, et chacun reçoit la qualité et la quantité d'alimens qui lui convient. Elles veillent jour et nuit, à la sûreté et à la tranquillité publiques, en faisant une garde exacte aux portes, pour prévenir les attaques de surprise que pourraient tenter leurs ennemis. Si l'état est menacé d'une guerre, elles se présentent avec courage pour soutenir les assauts, livrer le combat à la troupe téméraire qui ose les attaquer. Dans ces momens de trouble et de confusion, la mère abeille demeure paisiblement au milieu d'un nombre assez considérable de sujettes, chargées de la garder et de la mettre à couvert des insultes de ses ennemis, tandis que les autres les défendent.

Population ordinaire d'une ruche.

Si la ruche est forte, on peut évaluer sa population à trente-cinq ou quarante mille au moins ; si elle est faible, le nombre de ses habitans n'est souvent que de quinze à vingt mille, quelquefois moins. Au reste, on ne peut connaître au juste leur population qu'en les comptant ; mais ce ne peut être qu'un motif de curiosité, toujours nuisible aux abeilles et à la tranquillité de cette petite république.

De la ponte de la mère abeille.

L'époque où la mère abeille dépose ses œufs, n'est point fixée : elle pond dans toutes les saisons de l'année, excepté lorsque le froid est rigoureux ; mais alors toute espèce d'occupation et de travail cesse dans l'habitation, et ne recommence qu'avec la chaleur. C'est aussi à cette époque que la mère abeille renouvelle sa ponte interrompue par l'hiver.

D'après les observations faites, il paraît qu'avant de déposer ses œufs, la mère abeille entre la tête la première dans la cellule, pour examiner sans doute si elle est en état de recevoir le dépôt qu'elle veut y placer, et vraisemblablement pour n'y placer que les œufs qui doivent y être, parce qu'il y a des cellules pour les ouvrières, d'autres pour les bourdons, et enfin pour celles destinées à devenir mères de familles à leur tour. Lorsqu'elle a visité la cellule, elle y entre par la partie postérieure de son corps, s'y enfonce jusqu'à ce que son derrière touche au fond, et dépose son œuf à l'angle de la base de l'alvéole; il s'y trouve attaché par une matière visqueuse. Elle continue cette opération toujours dans le même ordre, à moins qu'elle ne soit pressée : alors elle dépose plusieurs œufs dans le même alvéole, laissant aux ouvrières le soin de les transporter, lorsqu'elles ont achevé la construction de leurs édifices.

Dans la belle saison, et lorsqu'il fait très-chaud, les œufs éclosent le troisième jour après qu'ils sont pondus; cela souffre par conséquent des variations. qui sont relatives au degré de chaleur qui est dans la ruche.

Nourriture des vers avant leur première métamorphose, etc.

Les vers qui viennent d'éclore, se nourrissent d'une espèce de bouillie assez épaisse, d'une couleur blanchâtre, dont la qualité est variée selon l'âge du ver. Au commencement elle est blanche et insipide; elle a un goût de miel lorsque le vers est plus avancé; au terme de sa métamorphose, c'est une gelée assez transparente et fort sucrée. Tout le fond de la cellule est couvert de cette bouillie, sur laquelle ce ver est couché, de manière que le ver se nourrit sans faire d'autre mouvement, dont il n'est pas capable, si ce n'est celui d'ouvrir la bouche.

Quand il fait très chaud, six jours suffisent au ver pour parvenir au terme de sa première métamorphose ; les ouvrières, qui connaisse le changement, cessent de lui donner une nourriture qui lui serait inutile, puisque dans son état de nymphe, il ne mange pas. Les derniers soins qu'elles prennent de lui sont de l'enfermer dans sa cellule, en appliquant un couvercle de cire à l'ouverture, afin qu'il ne soit point incommodé des abeilles qui marchent sans cesse sur les gâteaux. Cette espèce de prison dans laquelle il se trouve renfermé, devient pour lui un laboratoire où il commence à exercer les talens dont la nature l'a doué ; après avoir fini de manger sa provision, il se déroule, s'alonge dans sa cellule, qui est propre et nette, et file une soie extrêmement fine, dont il tapisse tout l'intérieur de sa prison. Quand il a fini son ouvrage, il reste encore alongé un jour ou deux ; au bout de ce terme, sa peau se fend sur le dos, et la nymphe sort par cette ouverture.

Naissance des jeunes abeilles.

La captivité de la nymphe dure environ douze jours. Au bout de ce terme, les parties de son corps ayant acquis la consistance qui leur est nécessaire, elle déchire l'enveloppe qui tenait ses ailes et ses membres emmaillottés. Le premier usage qu'elle fait de ses dents, c'est de briser le couvercle de cire qui la tenait en prison dans sa cellule. Quand elle en est sortie, elle se repose sur les gâteaux assez près de sa cellule ; les ouvrières, qui ont été ses nourrices, s'approchent d'elle pour lui rendre les soins les plus officieux; elles s'empressent à la lécher, à essuyer ses ailes encore humides, à lui offrir du miel en étendant leurs trompes devant elle ; d'autres vont ensuite visiter la cellule et la nettoyer, afin qu'elle puisse servir à une nouvelle éducation.

C'est à la couleur qu'on peut reconnaître l'âge des abeilles. Les anneaux de celle qui vient de quitter la dépouille de nymphe, sont bruns, et les poils qui les recouvrent, ainsi que ceux des autres endroits de son corps , sont blancs , ce qui la fait paraître d'une couleur grise. A mesure qu'elles vieillissent , leurs anneaux ne sont point si bruns, et leurs poils deviennent roux , ce qui les fait paraître alors d'une couleur rousse.

A peine la jeune abeille est-elle sortie de sa cellule , qu'elle est en état de travailler, et d'imiter ses compagnes dans les ouvrages de leur industrie. Elle va comme elles , moissonner les richesses des fleurs , sans qu'il soit nécessaire qu'on lui apprenne dans quels endroits et sur quelles espèces de plantes elle doit diriger son vol pour recueillir la cire et le miel. C'est là un de ces admirables instincts de la nature , qui emploie mille moyens pour parvenir à ses fins.

Du rucher ou de l'établissement des ruches.

Voilà les individus connus: voyons maintenant leurs habitations, que l'on nomme *ruches*. Le rucher est l'endroit où les ruches sont placées pour y être à l'abri de l'atmosphère ; c'est une espèce de hangar formé par un avant toît adossé contre un mur, soutenu du côté de sa pente sur deux poteaux de chêne , ou plus, à proportion de sa longueur. Sa principale ouverture, ou la porte, est sur le devant : aux côtés, il doit y avoir aussi une fenêtre, pour faciliter la circulation de l'air dans les grandes chaleurs. L'intérieur est garni de planches disposées en forme de rayons, et composant plusieurs étages, sur lesquels on arrange les ruches.

Avantages qui résultent de l'établissement du rucher.

Les avantages qui résultent de l'établissement du rucher, sont : 1°. que les ruches ne sont pas dans le cas d'être renversées par le vent, ce qui cause de grands dérangemens pour les abeilles, qui se trouvent souvent écrasées par les gâteaux qui se brisent lorsque les ruches sont renversées; 2.° qu'elles sont à l'abri de la pluie, de la neige et de toutes sortes de mauvais tems ; 3.° que, malgré leur prévoyance, il arrive quelquefois qu'elles sont surprises loin de leur domicile par une pluie d'orage, une grêle, etc. ; elles se hâtent alors de revenir au logis. Mais que leur sert leur courage, si elles ne peuvent y entrer ? les portes ne sont ni assez grandes ni assez multipliées pour qu'elles puissent y entrer toutes en même tems. Au contraire, sous un rucher, dès qu'elles sont arrivées, il n'y a plus de danger à craindre, parce qu'elles sont à couvert, et qu'elles attendent commodément leur tour pour entrer ; 4°. que les abeilles craignent beaucoup le froid : un hiver très-rigoureux est capable de les faire toutes mourir, si on les laisse dehors ; et malgré les précautions qu'on prend pour les en garantir, il en meurt toujours une quantité très-considérable. Dans un rucher, le froid est moins sensible, et il est facile d'y arranger les ruches de manière qu'elles n'en soient point incommodées. Les grandes chaleurs leur font aussi beaucoup de tort, et fondent la cire dans les ruches qui ne sont pas à couvert ; le rucher remédie à cet inconvénient ; 5°. enfin le rucher, dont on peut fermer la porte, rend inutiles les tentatives, les ruses et l'adresse des renards, qui sont très friands des provisions des abeilles ; d'ailleurs, la dépense d'un rucher est très-peu de chose : on peut le construire en argile, avec un toît de paille ou de joncs, deux poteaux et trois traverses suffisent pour abriter les abeilles.

De l'exposition du rucher.

Quant à l'exposition, on doit préférer celle du midi : les abeilles y reçoivent plus long-tems la douce influence du soleil ; pour peu qu'il paraisse dans la journée, elles sont ranimées par ses impressions, et se déterminent à sortir. Le couvain d'ailleurs, est moins sujet à manquer à cette exposition qu'à toute autre, parce qu'il n'est point refroidi par les vents du nord. On remarque encore que les ruches exposées au midi , essaiment plutôt que les autres. Le seul inconvénient de cette exposition est une chaleur quelquefois trop considérable, qui peut ramollir la cire ; mais il est aisé d'y remédier, en couvrant de feuillage les ruches les plus exposées, ou en y mettant des linges mouillées, après les avoir un peu tordus pour en faire sortir l'eau.

De la position du rucher et de ce qui serait utile ou désavantageux dans son voisinage.

Dans la position du rucher, on doit considérer deux choses indispensables : 1°. le rapprochement de la maison du propriétaire, afin qu'il soit à portée de prodiguer ses soins aux abeilles ; 2°. choisir les endroits où les choses qui sont nécessaires à leur subsistance, soient abondantes. par exemple, elles aiment beaucoup aux environs de leur domicile, un gazon toujours vert, qui donne en été une agréable fraîcheur qui leur

est agréable; l'herbe doit en être toujours courte; si elle était haute, elles auraient de la peine
à en sortir, surtout si elle était mouillée. Un ter-
rain sans gazon est trop poudreux en été; la
poussière s'attache à leurs pattes humectées par
la rosée, les empêche de prendre leur vol; et en
hiver, il est trop froid et trop humide.

Il est aussi nécessaire que les abeilles aient de
l'eau dans les environs de leur domicile. Quoiqu'elles ne soient pas délicates sur la qualité,
puisqu'elles vont boire dans les bourbiers, il
n'est pas moins vrai qu'une eau pure et claire
leur convient infiniment mieux. *Columelle* assure même que, sans l'eau, il leur est impossible
de faire le miel, la cire, et d'élever le couvain.
Si l'on a un ruisseau, il faut y placer en travers
quelques branches d'arbres ou des cailloux, pour
qu'elles puissent s'y reposer. Quand il n'y a ni
ruisseaux ni fontaines dans les environs, il faut
absolument y suppléer, et mettre de l'eau dans
quelques vases, qu'on renouvelle tous les jours,
et y mettant à la superficie, quelques petites
branches d'arbres.

Quoique les abeilles voyagent au loin pour ramasser leurs provisions, il n'est pas inutile qu'elles aient de quoi exercer leur industrie dans le
voisinage de leur demeure. Un jardin, un verger, ne suffiraient pas à leurs besoins; néanmoins, lorsqu'elles ont cette ressource au printemps, c'est là qu'elles commencent à butiner
et à exercer leurs forces, qui ne leur permettent pas d'entreprendre de longues courses; les
jeunes abeilles y vont aussi faire l'apprentissage
et exercer leurs talens, avant de tenter les grandes entreprises de long cours. Les arbres d'un
verger ou d'un jardin, sont principalement utiles
pour ramasser les essaims, qui s'y arrêtent assez
ordinairement lorsqu'ils abandonnent leurs pa-

trie. S'il n'y en avait point, ils iraient plus loin ; une extrême vigilance n'empêcherait point qu'on ne les perdît.

Dans l'emplacement d'un rucher, on doit éviter le voisinage des fours à chaux et à briques, à cause de la fumée, qui est très-nuisible aux abeilles ; près des étangs et des rivières, elles sont sans cesse exposées à se noyer.

Des plantes qui donnent une mauvaise qualité au miel ou qui sont pernicieuses aux abeilles, et de celles qui conviennent davantage au travail de ces insectes.

Parmi les plantes, il en est qui donnent une mauvaise qualité au miel, et le rendent une nourriture pernicieuse : telles sont la cigue, la morelle, le coquelicot, la matricaire, la tithymale, l'ellébore, l'orme, le tilleul, l'arbousier, le cornouiller, la rhue, la jusquiame, etc. Le buis donne au miel une âcreté et une amertume très-désagréable.

Toutes les campagnes offrent des ressources pour élever des abeilles, mais leurs positions sont plus ou moins favorables, et l'on ne peut multiplier les ruches qu'en raison de l'abondance qu'elles peuvent trouver dans les productions du sol qu'elles habitent. La seule expérience doit être à cet égard, le guide du cultivateur. La meilleure position sans doute est celle où les prairies abondent, où l'on cultive des plaines de sarrasin ou blé noir, et où l'on est voisin des montagnes couvertes de plantes aromatiques, telles que la lavande, le romarin, le thym, le serpolet, le genêt, la sauge, et toutes sortes d'herbes odoriférantes. Ces positions sont peu communes ; mais quand elles se rencontrent, il ne faut pas craindre de multiplier les ruches. La seconde est celle où les près et les ruisseaux sont communs, où l'on cultive beaucoup de blé, où se trouvent nombre d'arbres à fruit, où la proximité des bois fournit aux abeilles d'abondantes récoltes.

En général, les pays secs, arides, sablonneux, offrent peu de ressources aux abeilles : cependant on peut y en élever ; mais il faut proportionner le nombre des ruches à la nature du canton qu'elles habitent.

De la disposition des ruches dans le rucher.

Venons à la disposition des ruches dans les ruchers. Il faut premièrement que les planches qui forment les étages du rucher, soient solidement attachées sur les piquets qui les soutiennent, afin qu'elles ne vacillent point ; secondement, on doit avoir attention que les ruches ne se touchent pas, et qu'il y ait un intervalle de trois pouces environ, afin qu'on puisse en déplacer une, soit pour la tailler, soit pour la transvaser, ou pour toute autre chose, sans nuire aux voisines. D'ailleurs étant trop près les unes des autres, les abeilles qui sortent pour la première fois, seraient sujettes à se tromper de domicile, et cela occasionne entre elles des guerres sanglantes.

Il faut encore disposer les ruches de manière qu'on puisse en faire le tour pour les visiter sans les heurter. Les planches doivent être placées d'équerre : sans cela on serait obligé de mettre des coins pour les soutenir. Il faut également que ces planches ou tables soient assez larges pour que les ruches ne débordent pas, et qu'on puisse les y coller avec du pourjet, qui est une espèce de ciment qu'on fait avec de la bouse de vache et des cendres passées au gros tamis, pour qu'il n'y ait point de charbons. A une égale quantité de cendres et de bouse de vache, on

ajoute un quart à peu près de chaux éteinte,
et on en fait un mortier.

De la matière et de la forme des ruches.

La matière et la forme des ruches ont été de
tout tems extrêmement variées. Les anciens ne
logeaient les abeilles que dans des troncs d'arbres, qu'ils creusaient quand ils n'avaient pas
été naturellement creusés par les vers, ou dans
les paniers d'osier ou de paille, auxquels ils don-
naient une figure conique. En France, pendant
long-tems, on n'employait que des ruches en
terre cuite ; on logeait encore les abeilles dans
des espèces de fours, qu'on bâtissait avec des
briques. Il était difficile d'imaginer des habitations plus incommodes et plus propres à faire
périr ces insectes. En Allemagne, quatre planches égales, qui formaient une boîte longue
surmontée d'un couvercle en forme de toît,
était le logement le plus ordinaire des mouches
à miel. Dans d'autres pays, on les mettait dans
des paniers d'une figure conique, faits avec de
l'osier, la verne et autres bois lians, ou avec de
la paille tressée. Ces espèces de ruches sont encore en usage dans bien des endroits, surtout
dans les campagnes, où le préjugé tient fortement à la vieille méthode parce qu'il ne connaît
rien de mieux. La hauteur de ces sortes de ruches est assez ordinairement de trente pouces,
sur vingt ou vingt-cinq de diamètre, pris dans
leur plus grande largeur. Un gros bâton de deux
pouces de diamètre environ, qui est introduit
par le sommet du cône, tombe perpendiculaire-
ment à trois ou quatre pouces de la table ; il en
reste un bout en dehors, qui sert de poignée
pour prendre la ruche ; vers son milieu, il est
percé de deux trous, dans lesquels passent deux
autres bâtons qui se croisent, et qui y sont intro

duits avec force par les parois de la ruche ; ils contribuent à sa solidité, et soutiennent en mé-me-tems les ouvrages des abeilles.

De la ruche à hausses.

On a inventé de nouvelles ruches: les unes ont de grands inconvéniens, les autres sont d'un prix hors de la portée des hommes industrieux de la campagne. Celle qui réunit le plus d'avantages et qui peut s'exécuter sans beaucoup de frais, est *la ruche à hausses*. On prend, pour faire ces ruches, de la paille fraîche de seigle, entièrement dégarnie de ses épis et de ses feuilles, et qui n'ait point été mouillée ; il faut qu'elle n'ait ni mauvais goût ni mauvaise odeur. On serre cette paille par cordons d'un pouce de hauteur, avec de l'osier ou de la ronce, ou, ce qui vaut infiniment mieux, avec l'écorce de tilleul ; on unit ensuite les cordons les uns aux autres, pour en former une hausse de quatre pouces d'élévation, ce qui forme un cercle d'une largeur uniforme de douze à treize pouces de diamètre en dedans. Il faut observer de faire toutes les hausses de la même dimension, afin qu'elles puissent s'adapter exactement l'une sur l'autre. Chaque hausse doit avoir un fond de bois de chêne sans aubier, ou de bois blanc de même diamètre, de manière qu'il l'affleure en dehors ; ce fond sera attaché à la paille avec du fil de fer ou d'archal. Les planches qui composeront ce fond, seront de voliges bien jointes, et de trois à quatre lignes d'épaisseur ; chaque fond sera percé de cinq grands trous d'environ deux pouces de diamètre, à prendre du centre pour établir la communication des abeilles dans toute la ruche, et leur procurer la facilité d'alonger leur rayon. Outre les cinq grands trous, on en percera dans le reste du fond, cinquante ou soixante petits, de huit à dix lignes de diamètre, pour servir d'issue aux abeilles; on aura grand soin que chaque trou soit bien net; et pour cet effet, dès qu'il sera percé avec la vrille, on y fera passer une broche rougie au feu.

Si l'essaim dont on forme le commencement de la ruche, est fort, on réunira trois hausses ensemble pour le recevoir, chaque hausse se joint à une autre avec de la bouse de vache fraîche. A mesure que le travail avancera, si la ruche composée de trois hausses, est pleine, on en ajoute une quatrième par dessus, ensuite une cinquième, enfin jusqu'à sept, si l'année est abondante; on aura soin de les bien assurer, afin que le vent ni aucun accident ne les renverse.

Si l'essaim est faible, on ne mettra que deux hausses. La hausse qui terminera la ruche, sera surmontée par un fond sans trou, qui pourra être plus large que la hausse, de quelques lignes; tout autour, on assujétit ce fond avec une pierre ou une brique, que l'on couvre ensuite d'un chapiteau de paille, comme les ruches ordinaires, afin d'empêcher la chaleur du soleil.

Il est préférable de poser ces ruches séparément sur des tables de bois de chêne, dont la rainure ne puisse jamais occasionner de fentes; s'il en survenait, on les remplirait avec de la bouse de vache, ou du mastic de vitrier. Le côté de la tablette sur lequel sera établi la ruche, doit être bien poli, et la table sera de forme concave, se terminant en pente douce à une ouverture de six à sept pouces. A l'aide de cette pente, tout ce qui tombera de la ruche, soit abeilles mortes, soit papillons, retombera nécessairement sur cette ouverture, qui sera l'endroit le plus bas, le poli empêchant que rien ne puisse s'arrêter ailleurs. Cette ouverture servira encore à donner de l'air aux abeilles, à examiner leur travail, et à voir le moment où il est à propos de donner une hausse, sans causer le moindre dérangement, afin de les nettoyer.

On pratique à cette ouverture une feuillure, dans laquelle on place un cadre de bois de la même dimension, qui puisse rentrer juste sur toute face ; à ce cadre est attachée une grille de fer blanc ou de fer battu, percée de petits trous à peu près comme une grosse rape, ou une grille de fer assez serrée pour que les abeilles ni les papillons ne puissent entrer ni sortir. Cette grille sera attachée à la table par deux tourniquets qui l'assujétiront à volonté ; la table sera soutenue par trois piliers de bois de chêne, de pierres ou de briques, à environ un pied et demi de terre. Elle sera terminée sur le devant, par une avance en forme de bec de trois à quatre pouces de long, dans le milieu de laquelle sera pratiquée une rigole en pente douce sur le devant, pour servir de chemins aux abeilles, afin d'entrer et sortir de la ruche.

Des inconvéniens des anciennes ruches et des avantages que présentent les nouvelles.

Les inconvéniens des anciennes ruches sont sans nombre. D'abord, il est impossible d'y bien distinguer tout gâteau de cire vieille qu'il serait à propos de retrancher, parce qu'elle se gâte, répand une mauvaise odeur, et fait mourir les abeilles ; il est très-difficile de ne pas enlever quelques gâteaux de cire neuve, qui contiennent ordinairement plus de couvain. Lorsque l'année est favorable et que la ruche est bien peuplée, faute de trouver de l'espace dans la ruche même, elles font un ouvrage perdu en travaillant en dehors. Quand on renverse ses ruches pour en ôter la cire et le miel, il reste des débris de cire, le miel coule, les guêpes le sentent, il peut en arriver de tous côtés pour s'approprier le miel et les débris de cette cire, et il en résulte le pillage. Comme on travaille un peu à tâtons, si l'instrument dont on se sert, tombe sur l'alvéole de la mère-abeille, on ne peut plus espérer d'essaim pour l'année, trop heureux si la ruche ne périt pas toute entière! L'expérience apprend que dans ces sortes de ruches, il est presque impossible de garantir les abeilles des souris, des vers, des papillons, et de tous les insectes qui font souvent périr une ruche; on ne peut pas non plus entretenir ces abeilles dans la grande propreté qu'elles aiment.

Les nouvelles ruches ne sont pas exposées à tous ces inconvéniens. Si l'on a recueilli un essaim faible, on le laisse dans une hausse seule , qu'on place sous un autre essaim pareillement faible; quand ces deux essaims seraient sortis à trois semaines ou un mois de distance l'un de l'autre, ils se réuniront, et en formeront un bon, qui ne craindra pas l'hiver. Pour l'assurer davantage , on peut arroser les deux avec un bon verre de miel et autant de vin cuit, refroidis ensemble , assez liquides pour que les abeilles en soient mouillées; on scelle les jointures des hausses tout autour avec de la bouse de vache , et on les fume un peu.

On enlève le miel et la cire de ces nouvelles ruches, après avoir ôté les fonds supérieurs qui couvrent la ruche; on détache très-doucement la hausse de dessus; on replace le fond sur la hausse de laquelle on vient de détacher celle qu'on enlève, on l'emporte à l'ombre loin du rucher, ou chez soi, pour que les abeilles ne la suivent pas; on chasse avec un peu de fumée celles qui pourraient y rester; on l'examine à son aise dans le reste de la journée; on s'approprie le tout ou une partie de la récolte qu'elle contient. S'il y a du couvain, on l'y laisse, et le soir on rapporte cette hausse, qu'on met au bas de la ruche, dans la même position qu'elle était en haut. Il est facile d'enlever ainsi et de visiter successivement toutes les hausses, les unes après les autres. Si dans quelques-unes il se trouve de la vieille cire ou de la moisissure, ou de la vieille poussière de fleurs, on les nettoie; s'il s'en trouvait sur la tablette ou sur les fonds, on les lave avec de l'urine fraîche, et la ruche est toujours en bon état. Pour remettre les hausses dans la même situation où on les a prises (ce qui est essentiel), on y trace une ligne rouge ou noire, qui soit assez sensible pour pouvoir les replacer précisément comme elles étaient.

Il est facile de s'assurer de la nécessité de donner une hausse à la ruche, soit par l'ouverture carrée qui est au centre de la tablette, soit par l'inspection des hausses; c'est aussi le moyen de savoir si les abeilles ont besoin de nourriture. Enfin ces ruches offrent tous les moyens de prendre les précautions convenables, sans crainte de se tromper.

Des signes qui font reconnaître une bonne ruche.

Les signes qui font reconnaître une bonne ruche, sont très-aisés à distinguer. Cette ruche doit être fournie d'un peuple jeune, actif et laborieux; son habitation doit être propre et remplie de provisions; la vue des abeilles décide de leur activité, de leur jeunesse; si elles sortent avec vivacité pour entreprendre leurs voyages, qu'elles se pressent au retour aux portes du domicile pour y entrer, qu'on remarque leurs ailes bien entières, c'est une preuve qu'elles sont jeunes et remplies d'ardeur pour travailler. On ne peut connaître la population d'une ruche que le soir, quand elles sont toutes rentrées, ou le matin avant qu'elles partent. Un petit coup sur la ruche avec la jointure du doigt, excite une commotion parmi elles : si le bourdonnement qui se fait, est un son étouffé et à diverses reprises, la ruche est bien peuplée et fournie d'abondantes provisions. Si la population au contraire est faible, et les provisions peu abondantes, le bourdonnement des abeilles est aigu, le son de la ruche est clair, et finit au même instant qu'il a été excité. On connaît une bonne ruche au poids ; mais il faut pour cela avoir eu la précaution de peser les ruches, et marquer leur poids dessus, avant d'y loger les abeilles.

Du tems de l'achat, du déplacement, du transport et du replacement des ruches lorsqu'elles sont arrivées à leur destination.

Le tems le plus convenable à l'achat des ruches, est avant ou après l'hiver. On peut alors mieux juger de leur bon ou mauvais état ; il faut même préférer d'acheter avant l'hiver.

Lorsque l'on veut transporter ou déplacer les ruches, on doit choisir la fin de l'hiver ou le commencement du printemps ; les abeilles n'ont point encore à cette époque toute l'activité et la vivacité que leur donne la chaleur, et elles sont moins troublées par les secousses du transport.

Il y a de très-grands inconvéniens à les transporter dans toute autre saison, et bien plus encore pendant l'été.

Pour opérer ce transport, on commence par détacher, à l'aide de la lame d'un couteau, le pourjet qui colle la ruche à la table ; on la pose doucement sur un linge gros et clair, étendu par terre, et qu'on relève autour de la ruche pour l'y lier fortement avec une corde, de manière qu'il soit bien tendu sur l'ouverture qui doit être exactement bouchée. La voiture qui occasionne le moins de cahots, est une civière ; quand on en transporte beaucoup et fort loin, on se sert de chariots : il faut alors ou renverser ou coucher les ruches sur le côté, de manière que les abeilles puissent avoir de l'air par le linge qui bouche leur domicile.

Lorsque les ruches sont arrivées à leur destination, il faut les placer sur leur table dans la position qu'elles doivent avoir, sans ôter le linge qui les enveloppe ; il convient d'attendre la nuit pour le détacher et l'enlever ; autrement, si on l'ôtait pendant le jour ; les abeilles retourneraient au premier endroit de leur domicile, s'il n'était pas éloigné, ou s'égareraient dans la campagne, et ne reviendraient plus dans leur habitation. Le lendemain on visite les ruches, pour examiner s'il n'y a pas de gâteaux brisés, et afin de les enlever. Il faut observer si les ruches posent bien sur leurs supports et boucher avec du pourjet toutes les ouvertures qu'on y aperçoit.

Précautions à prendre aussitôt les premières gelées, et pendant l'hiver.

Dès que les premières gelées arrivent, il faut condamner les abeilles à la retraite, en fermant les portes de leur domicile, afin qu'elles ne soient pas tentées de sortir, malgré les dangers qu'il y aurait pour elles, par le froid, qui les rendrait victimes de leur imprudence.

Quoiqu'il faille condamner les portes des ruches, on ne doit pas cependant les boucher absolument de manière qu'elles n'aient plus de liberté ; il faut faciliter la circulation de l'air, afin que celui de l'intérieur se renouvelle. Pour cet effet, on adapte à l'ouverture des ruches, un grillage en fil de fer, ou une planche percée de petits trous, par lesquels les abeilles ne peuvent passer. Si, au contraire, on bouche hermétiquement leur domicile, elles y respirent le même air pendant plusieurs mois de suite et elles y étouffent nécessairement. Quand les ruches sont en plein air, il suffit du grillage pour renouveler celui de l'intérieur des ruches; lorsqu'elles sont sous un rucher, on ajoute à cette précaution celle de donner de l'air par le haut de la ruche, en y collant un linge clair, ou en fermant le haut avec un bouchon très-poreux.

Quant aux ruches qui sont exposées à la rigueur des hivers, quelques cultivateurs les transportent dans des serres ou autres bâtimens; mais il y a toujours de l'inconvénient dans ces transports. D'autres les placent dans des tonneaux défoncées, qu'on remplit de terre à moitié. Ce moyen indiqué par Réaumur, ne peut faire fortune: il est préférable de les garantir du froid avec un surtout en paille; avec cela, elles peuvent braver la rigueur des hivers.

Sous un rucher, les abeilles exigent peu de précautions pour être garanties du froid, ce qu'il y a de plus nécessaire, c'est de leur donner de l'air. Elles périssent plutôt par les exhalaisons qui ne s'évaporent point, ou qui s'évaporent difficilement, que par le froid. Pour prévenir cet inconvénient, on élève les ruches d'une ligne ou deux, tout au plus, avec de petits coins de bois, qu'on glisse par dessous, pour les soutenir, de façon néanmoins que les abeilles ne puissent sortir.

Quand les ruches ont été disposées, comme nous l'avons dit, il ne faut plus les toucher que vers le milieu de février; de tems en tems, on peut les visiter, afin d'examiner si les souris ou les mulots ne cherchent pas à pénétrer dans l'habitation des abeilles. A la fin de la mauvaise saison, il faut voir si les provisions sont consommées, et si, après leur engourdissement, elles ont de quoi pourvoir à leurs besoins, afin d'y subvenir.

Soins à prendre lors de la première sortie des abeilles, un peu avant le printems.

Fixer le tems précis de leur sortie, serait induire en erreur; le tems et les circonstances doivent déterminer. Tant qu'il fait froid, qu'il gèle fortement pendant la nuit, ou qu'il y a de la neige dans la campagne, l'hiver n'est pas fini pour les abeilles, et il convient qu'elles soient renfermées. Cependant, quand le soleil a radouci l'air, qu'il a répandu une douce chaleur, on doit permettre aux abeilles de sortir, et leur ouvrir les portes de leur prison : sans cela elles s'agiteraient pour sortir, se videraient les unes sur les autres, et il en résulterait des inconvéniens fâcheux pour la petite république.

Le jour de leur sortie, après avoir levé le grillage qui les tenait enfermées, il faut ôter les mouches mortes qui peuvent se trouver à l'entrée de la ruche; le lendemain ou le soir de cette sortie, on nettoie leur habitation pour leur en épargner le soin; on tâche de la purger des araignées et des filets où les abeilles vont se prendre; on détruit les fausses teignes, leurs nids et leurs œufs; si les gâteaux sont attaqués, le meilleur expédient est de changer les mouches de ruches, afin de ne pas attendre qu'elles soient forcées de déloger. C'est alors qu'on examine si elles ont assez de provisions, afin de leur en fournir dans le cas où elles en manqueraient.

Des maladies des abeilles.

Les maladies auxquelles les abeilles sont sujettes, se réduisent à trois essentielles, qui sont, la dyssenterie, la maladie des antennes, et le faux couvain. La *première* est attribuée par plusieurs auteurs, au miel qu'elles recueillent à leur première sortie, sur les tilleuls et sur les ormes; mais il paraît plus constant que la véritable cause est la cessation de leur provision de cire brute, qui les réduit à ne vivre que de miel. Le remède à ce mal est d'exposer de l'urine dans de petits baquets, dans les environs de la ruche, ou simplement de mettre du sel commun bien pilé sous la ruche. La *maladie des antennes* est une tumeur qui croît au bout des antennes, qu'on attribue à leur inactivité; on ne peut y remédier qu'en leur donnant le remède imaginé par *Palteau*, qui consiste en un sirop composé de vieux vin, de miel et de sucre, qu'on fait bouillir ensemble, et qu'on réduit à la consistance de sirop. Le *faux couvain* est la plus grande contagion qu'aient à redouter les abeilles; c'est une peste occasionnée par les vers et les nymphes mortes ou pourries. Cet accident a lieu lorsque les abeilles ouvrières n'ont pas fourni de bons alimens à cette nouvelle génération. Le seul remède est d'enlever ce faux couvain, de couper les gâteaux qui en sont infectés, de bien nettoyer la ruche, et de laisser ensuite jeûner les abeilles pendant deux jours, afin qu'elles évacuent la mauvaise nourriture qu'elles ont prise; on leur donne ensuite un peu de sirop dont nous avons parlé ci-dessus. Si la ruche en était très-infectée, on ne pourrait se dispenser de la changer.

Du pillage des ruches et des ennemis des abeilles.

Le pillage, si redoutable pour les abeilles, n'a lieu que lorsque la campagne ne leur offre plus de nourriture, c'est-à-dire, depuis le commencement de juillet jusqu'à l'hiver, et depuis leur première sortie jusqu'à ce que les fleurs commencent à paraître. C'est alors qu'elles exercent leurs vols et leur piraterie, ne pouvant se satisfaire chez elles, et le mauvais tems les empêchant d'aller au loin soulager leur appétit. Quelquefois la malpropreté, les fausses-teignes, les araignées, les font déserter de leur asyle, et elles cherchent à se réfugier chez leurs voisines, qui les refusent, ce qui les porte à leur déclarer la guerre. Une ruche trop grande pour leur nombre les dégoûte, et leur fait naître l'envie de vivre dans l'oisiveté et aux dépens des autres. Le défaut de mère abeille, dans une ruche, les porte au pillage; c'est une famille désolée, s'abandonnant aux excès qui sont les suites de la douleur et du chagrin.

On reconnaît facilement qu'une ruche est livrée au pillage lorsqu'on entend dans la ruche et aux environs, un bourdonnement considérable, qu'on voit les abeilles sortir avec affluence de leur domicile, et y rentrer incontinent avec précipitation, tandis que les autres voltigent autour en bourdonnant avec force, s'approchent des portes, s'en retournent, et reviennent ensuite en plus grand nombre : ce vacarme annonce le désordre, et la désolation où le danger les expose.

On prévient le malheur qui menace les ruches faibles, en les réunissant à des essaims tardifs. Lorsque c'est la perte de la mère abeille qui est cause du pillage, il faut, dans les autres ruches chercher les moyens de remplacer ce chef de la république ; mais toutes ces précautions sont infructueuses pour les abeilles grosses, brunes, et les grises: le meilleur remède est de les étouffer comme une race meurtrière qu'il est impossible de corriger. Quand on s'aperçoit du combat des abeilles, il faut promptement y porter secours, en diminuant l'entrée de la ruche attaquée ; et, afin d'en approcher facilement, on s'arme d'un bâton, au bout duquel est un morceau de linge fumant : cela suffit pour écarter les abeilles, et donner le tems de mettre le petit grillage, qui doit diminuer l'entrée, et retrancher les abeilles assiégées qui défendent leurs provisions.

Ainsi l'on voit que les abeilles n'ont pas d'ennemis plus redoutables que *les abeilles mêmes* : la guerre qu'elles se déclarent, est d'autant plus à craindre, que l'ennemi connaît la place, les détours, qu'il sait le moment qu'il faut choisir, les ruses qu'il faut employer, et s'il faut emporter d'assaut, de force ou de surprise. Les *guêpes* les *frelons*, ne sont pas des ennemis aussi dangereux, quoiqu'ils soient très-friands des provisions des abeilles, et qu'ils aient bientôt ravagé une ruche quand ils s'en rendent maîtres; mais leur nombre n'est jamais assez considérable pour répandre l'alarme dans une république d'abeilles. Les *fourmis* ne peuvent être comptées au nombre des ennemis des abeilles : elles sont trop prudentes pour s'exposer au coup d'aiguillon. Les *araignées* en veulent aux abeilles, et non à leurs provisions; ces insectes carnaciers ne s'introduisent que pendant l'hiver : les portes sont trop bien gardées en été, pour qu'ils aient la témérité de s'y présenter. Il faut donc, lorsqu'on nettoie les ruches, examiner scrupuleusement où sont les filets, qui sont la seule arme que les araignées puissent opposer à l'aiguillon. Les *faus-*

ses teignes causent un dégât affreux dans les ruches, en détruisant les ouvrages des abeilles. Elles naissent des œufs que de petits papillons déposent dans les ruches. On connaît qu'une ruche est attaquée des fausses-teignes, à des étoiles, à des tuyaux de soie qu'on aperçoit sur les gâteaux, et à des fragmens de cire hachée très-menue, qu'on trouve en bas de la ruche. Il faut couper les portions de gâteaux où l'on aperçoit qu'elles sont établies; et si un nombre considérable s'en trouve attaqué, on ne peut se dispenser de faire changer de domicile aux abeilles, sans cela elles délogeront d'elles mêmes. Les *cra.pauds*, les *grenouilles* et les *lézards*, sont aussi les ennemis des abeilles, mais ils ne dévorent que celles qui sont à leur portée : il faut néanmoins les détruire, afin d'en garantir les ruches. Les *rats* et les *souris*, ainsi que les *mulots*, sont infiniment à redouter pour les abeilles et pour leurs provisions. Il faut en préserver avec soin les ruchers, qu'ils détruiraient, en très-peu de tems, si l'on n'avait le soin de leur tendre des pièges, et de les multiplier assez pour les détruire sans espoir de retour. Quand les pièges sont insuffisans, il faut recourir aux éponges découpées en petits morceaux, qu'on fait faire dans la graisse salée; on met de l'eau à portée pour qu'ils se désaltèrent : l'eau gonfle l'éponge, qui les fait mourir. On n'a pas à redouter ces animaux quand les abeilles sont vigoureuses : leurs coups d'aiguillon en feraient bientôt justice; ce n'est que lorsqu'elles sont engourdies, que ces animaux destructeurs cherchent à pénétrer dans les ruches. Les *oiseaux* sont aussi le fléau des abeilles; mais il est bien difficile de les en garantir : néanmoins on atténue le mal qu'ils font à ces petites républiques, en mettant des trébuchets autour des ruches et dans les environs. Quant au *renard*, ce rusé et perfide animal dévore en un instant les provisions des abeilles ; mais comme il ne commet ses désastres qu'à la faveur des ténèbres, les ruchers fermés garantissent de leur invasion ; quand on n'a pas de ruchers, il faut placer sur leurs passages, aux environs des ruches, des pièges connus sous le nom de *traquenards*.

Des provisions à donner aux abeilles lorsqu'on prévoit qu'elles ont besoin de nourriture.

On ne peut désigner des temps précis où les abeilles manquent de provisions : cela dépend des circonstances. Les ruches les plus peuplées en ont souvent besoin lorsque le printems a été pluvieux, quand l'été a été fort sec, et qu'elles n'ont pu faire une récolte complète. Dans tous ces cas, c'est au propriétaire des ruches à prévenir leurs besoins, à suppléer à leurs provisions. La fin de l'été, la sortie de l'hiver, sont à peu près les époques où les abeilles sont exposées à manquer de provisions, surtout lorsqu'il y a eu en janvier et février de beaux jours, où, réveillées de leur engourdissement, elles ont acquis de l'appétit par l'exercice qu'elles ont pris. Quand elles sont dans un canton où on ne cultive ni sarrasin ni navette, il faut, vers le milieu de septembre, leur donner les provisions dont elles ont besoin. Tant qu'il fait froid, on les laisse paisiblement jouir du repos : elles n'ont besoin de rien.

Quand on prévoit qu'elles manquent de provisions, on leur donne des gâteaux qui contiennent de la cire brute et du miel ; et, à leur défaut, on leur donne du miel, dans lequel on mêle un cinquième de vin, qui le rend plus liquide, et que les abeilles enlèvent plus aisément ; on remue bien ce mélange sur un feu clair, en y ajoutant une petite quantité de sucre fondu. Quand on manque de sucre fondu, on y supplée en leur donnant du jus de poiré tiré à clair, avec un quatrième de cassonade, le tout réduit au feu à un tiers; on peut, au défaut des poires, se servir de pommes douces. Tous ces sirops doivent être refroidis avant de les donner aux abeilles; il ne faut pas en répandre sur la table de la ruche, afin de n'y pas attirer les guêpes, les frelons et les fourmis.

La manière la plus ingénieuse de leur donner ces provisions, est celle indiquée par *Ducarne* : elle consiste à mettre dans une bouteille, le miel ou le sirop qu'on leur destine; on ferme l'ouverture avec une grosse toile bien tendue, qu'on attache fortement avec une ficelle au col de la bouteille; on le passe ensuite à un trou qu'on a fait au sommet de la ruche, et les abeilles viennent au goulot pour prendre leur repas. Alors il est facile de voir si la bouteille se vide : on n'y met que la provision qu'on veut, parce qu'on peut la renouveler à volonté.

De la transvasion des ruches.

On ne doit se déterminer à transvaser les ruches, que lorsqu'elles sont vieilles ou mauvaises, quand elles sont tellement attaquées de fausses-teignes, qu'il faut absolument enlever tous les gâteaux pour les en délivrer; quand on veut enlever toutes les provisions, et lorsqu'on a des ruches faibles, c'est-à-dire, peu fournies d'abeilles et de provisions, et que le logement est trop spacieux relativement à la population.

Il faut choisir pour cette mutation de domicile, la saison où les abeilles peuvent réparer leurs pertes, et remplacer par d'autres provisions celles qu'on les oblige d'abandonner. Le milieu de mai est le tems le plus convenable pour cette opération. Quant aux ruches faibles, on doit les réunir vers le milieu de septembre, afin de les disposer à passer l'hiver sans danger.

Il faut avant tout, choisir un beau jour, et avoir l'espoir que plusieurs autres lui succéderont. On attend que les essaims soient partis; on fait cette opération de grand matin, parce que les abeilles sont plus tranquilles; on détache le soir le pourjet qui attache la ruche à la table, on la renverse sur le côté pour la laisser dans cette situation toute la nuit; le lendemain on abouche à l'ancienne celle qu'on veut y substituer, après l'avoir bien nettoyée et frottée avec des herbes odoriférantes; on place l'ancienne dans les traverses d'une chaise renversée; on enveloppe les deux ruches avec un linge pour que les abeilles ne puissent s'échapper par la jonction des deux ruches; on frappe celle qui est pleine, à petits coups répétés, avec une baguette qu'on tient dans chaque main; on écoute ensuite, pour s'assurer si les abeilles sont passées; le bourdonnement est une preuve que la mère abeille y est passée avec une partie de sa suite; si on entend encore quelques abeilles dans l'ancienne, on recommence à frapper, si elles s'obstinent à rester, on a recours à la fumée; on place ensuite la nouvelle ruche sur la table de l'ancienne, et on emporte celle-ci, qui serait un objet de tentation.

Comme le couvain est une chose infiniment précieuse, s'il s'en trouve dans les ruches qu'on transvase, il faut lui donner le tems d'éclore, et aux abeilles celui de finir le cours de leur éducation, laisser les deux ruches réunies, et ne les séparer qu'au bout de trois semaines au moins. Dans ce cas on ferme l'ouverture de la ruche inférieure, qui est celle qu'on veut renouveler, et on ne laisse subsister que celle de la nouvelle, qui doit servir de porte aux abeilles ; on ôte le linge, et on établit du pourjet autour de leur embouchure.

Quand les ruches sont composées de hausses, il est bien plus aisé de les renouveler sans obliger les abeilles à changer subitement de domicile. On ne fait qu'ajouter une hausse par le bas ; trois semaines après, on ajoute encore une hausse, en enlevant la hausse supérieure, et remettant son couvercle sur celle qui devient la première, et ainsi de suite, jusqu'à ce que la ruche soit totalement renouvelée ; on laisse entre l'enlèvement de chaque hausse, un intervalle de trois semaines. Par ce moyen, les abeilles ont le tems de s'établir, et de travailler dans les hausses qu'on leur donne, sans s'apercevoir du changement ; et le couvain a tout le tems d'éclore et d'être élevé convenablement.

De l'enlèvement des provisions surabondantes faites par les abeilles.

C'est rendre un très-grand service aux abeilles que de leur enlever une partie de leurs provisions, parce qu'une ruche trop pleine nuit à l'habitation, arrête les progrès de leur activité, anéantit leur ardeur au travail, et les rend paresseuses ; elles finissent par déserter leur domicile. Mais il ne faut pas que l'avidité du propriétaire leur ravisse tout le fruit de leurs peines et de leurs travaux ; il ne faut pas les appauvrir pour s'enrichir de leurs dépouilles ; enfin il faut se conduire d'après les circonstances et le besoin des abeilles. En automne, il faut leur enlever, moins qu'au printems, parce que ce n'est plus le moment de réparer les larcins qu'on leur fait ; au lieu qu'au printems la saison leur offre des dédommagemens très-abondans. Au printems, on ne fait aucun tort à une ruche de lui enlever

la moitié de ses provisions; si la saison est favorable, cela sera bientôt réparé., et l'on pourra,
en automne, profiter d'une partie du fruit de
ses travaux. Si la ruche est faible, il faut lui lais-
ser tout ce qu'elle possède au printems, et attendre la fin de l'été ou de l'automne pour partager ses richesses; on doit se contenter du quart
ou du tiers au plus.

De la taille des Ruches.

Il est nécessaire, pour tailler les ruches, d'avoir quelques connaissances, afin qu'on puisse
distinguer les gâteaux qui contiennent le miel,
de ceux qui renferment le couvain. Cette dis-
tinction est essentielle à faire, sur tout dans les
anciennes ruches, parce qu'on détruirait la famille naissante, la plus chère espérance des
abeilles. Ordinairement, le couvain est placé
sur le devant de la ruche, comme la partie la
plus convenable pour le faire éclore. On connaît
encore les gâteaux où sont les vers et les nymphes, aux couvercles dont elles sont bouchées,
qui sont convexes et un peu bruns, au lieu que
les cellules qui renferment le miel, ont des couvercles plats et blancs; d'ailleurs on peut rom-
pre un morceau de gâteau, et l'examiner de
plus près, pour connaître ce qu'il renferme.

Avec les ruches à hausses, on ne craint point
d'enlever le couvain en le taillant, parce qu'il se
trouve au milieu de la ruche, dont on ne prend
que la partie supérieure dans laquelle il est très-
rare qu'il s'en trouve, à moins que les abeilles
n'y soient établies que depuis peu; et alors il
n'y a pas lieu à partager les provisions dont elles
commencent à remplir leurs magasins.

Tous les jours sont propres à la taille, quand
ils sont favorables aux travaux des abeilles, ce
qu'il est aisé de remarquer à l'empressement

qu'elles ont de sortir le matin pour aller butiner. Au contraire, quand le jour ne convient point à leurs courses, elles sont dans une espèce d'inaction et d'engourdissement: cette inertie annonce qu'il ne faut pas toucher aux ruches, parce qu'elles se dégoûteraient du travail, et se livreraient au pillage.

La manière seule de tailler les anciennes ruches doit convaincre que ces ruches sont à rejeter. Il faut, pour cette opération, être voilé, cuirassé, gantelé: sans cela on est assailli en même tems par tous les dards des abeilles. Avec cette armure, on fait encore un travail fort incertain; on enlève souvent le couvain, on l'endommage, parce qu'il faut avoir d'une main un couteau, de l'autre un bâton auquel pend un linge, qu'on fait brûler pour écarter les abeilles, qui périraient sous le tranchant du couteau, lorsqu'on coupe et détache les gâteaux qu'on veut enlever; d'ailleurs on a beaucoup de peine, lorsque la ruche est bien pleine, d'enlever le premier gâteau, parce qu'il y a peu d'espace pour que la main puisse y passer. Quand on a coupé tout ce qu'on veut prendre, il faut ramasser tous les morceaux de gâteaux qu'on a pu briser; on ôte toute la vieille cire, et celle qui pourrait être moisie, et on remet la ruche à sa place, en observant de mettre le côté qu'on a taillé, en devant, afin que les abeilles y travaillent plus volontiers pour réparer leur perte. On condamne l'ancienne porte, et on en pratique une nouvelle. Deux jours après, on visite la ruche après le soleil couché; on la soulève légèrement pour balayer la table, en ôter les mouches mortes, et les morceaux de gâteaux qu'on a coupés et brisés volontairement; ensuite on la scelle avec du pourjet.

Telle est la peine qu'il faut avoir, et les précautions qu'il faut prendre pour tailler les anciennes ruches, tandis que rien n'est plus aisé que d'enlever les provisions des abeilles qui sont logées dans les ruches à hausses. Cette opération peut s'exécuter dans toute saison et à toute heure. Le jour qu'on a fixé pour cette operation, si c'est au printems, on ajoute dès le matin une hausse vide par le bas ; si c'est en automne il ne faut pas de hausse ; dans l'après-dîner, on soulève la hausse supérieure ; on y fait passer un peu de fumée, pour que les abeilles, qui pourraient y être, en délogent ; et après avoir enlevé la hausse, on replace la planche, la pierre, et le chapiteau. Comme on est placé derrière la ruche pour cette opération, à peine interrompt-on le travail des abeilles, ce qui est d'autant plus avantageux qu'on ne les dégoûte jamais de leur domicile.

Pour tailler un essaim sans l'exposer à aucun danger, il faut qu'il soit du milieu de mai, qu'il soit fort nombreux et actif au travail, que la ruche où il est logé, soit pleine de cire et de miel. Alors on peut lui enlever une partie de ses provisions, si la saison est encore favorable pour réparer ses pertes. Sans toutes ces conditions, il faut le laisser paisiblement au milieu des richesses qu'il a amassées. On ne peut d'ailleurs faire cette opération que vers le milieu de juillet ; en faisant plutôt, on court les risques d'endommager le couvain ; et plus tard la récolte du miel et de la cire serait peut-être finie : alors comment pourrait-il s'occuper à de nouveaux ouvrages ?

Quelqu'ardeur qu'aient les abeilles pour le travail, comme elles n'ont en vue que leurs propres intérêts, la conservation et les progrès de leur espèce, elles ne s'y livrent que quand leur habitation leur plaît. Lorsqu'elles ont pris

du dégoût pour leur domicile, on les en voit
bientôt déloger pour en chercher un autre. Il
faut donc proportionner le logement à leur
nombre; et c'est en quoi les ruches à hausses
sont encore préférables aux anciennes. Il faut
avoir soin de les maintenir dans une grande
propreté, éloigner tous les insectes qui leur
nuisent : c'est là le vrai moyen de les fixer, et
d'entretenir leur ardeur pour le travail.

Dans la saison de la grande récolte, il est
quelquefois nécessaire de hausser les ruches, ce
que l'on fait en ajoutant une hausse par en bas,
sans rien retrancher par en haut. Quand cette
saison est passée, il n'y a aucune circonstance
qui l'exige, parce que le travail est fini pour les
abeilles, et qu'on ne hausse les ruches que pour
les faire travailler.

De la sortie des essaims et des précautions à prendre pour les arrêter et s'en emparer.

Le tems de la sortie des essaims de la mère ruche est relatif au degré de chaleur que les abeilles éprouvent. Conséquemment une ruche bien
peuplée donne plutôt son essaim qu'une autre
qui le serait moins, quoiqu'elles soient toutes
deux dans la même exposition. C'est ordinairement vers le milieu de mai, ou vers la fin du même mois, dans les climats tempérés; dans les climats chauds, vers le commencement d'avril;
dans les pays où le froid dure plus longtems,
on ne voit sortir les essaims qu'à la fin de mai
ou dans le commencement de juin. C'est par
conséquent dans le courant des deux premiers
mois qu'on doit communément attendre et veiller la sortie des essaims.

Comme la chaleur contribue à cette sortie des
essaims, ils ne sortent pas indifféremment à
toutes les heures du jour; ils ne prennent leur

détermination que vers les neuf à dix heures du matin, parce que le soleil, qui donne alors sur les ruches, y excite une chaleur que les abeilles ont peine à supporter. On doit donc veiller la sortie des essaims depuis neuf heures du matin jusqu'à cinq heures après midi. Cette règle ne souffre d'exceptions que lorsqu'il fait de très-grandes chaleurs qui les incommodent : alors elles prennent leur essor dès six heures du matin.

Quand une ruche se dispose à envoyer une colonie pour fonder un nouvel établissement, tout est en agitation dans la ruche; on entend un bourdonnement continuel; tout annonce l'inquiétude et l'impatience des abeilles. La preuve la plus certaine qu'une ruche est prête à essaimer, et que le départ de la colonie doit se faire dans le jour même, c'est quand on voit les abeilles négliger de sortir de leur ruche pour aller au travail, quoique le tems soit très-favorable pour la récolte du miel et de la cire. Alors si elles sortent, c'est en petit nombre; et celles qui reviennent des champs, se reposent sur le devant de la ruche, sans être empressées d'entrer pour se décharger de leur fardeau.

Le moment qui précède le départ d'un essaim, est toujours annoncé par un bourdonnement considérable, et plus fort qu'à l'ordinaire; on voit alors sortir les abeilles avec précipitation, et prendre leur essor. Il faut être prêt à le suivre, pour reconnaître l'endroit où il ira se fixer.

Pour l'arrêter dans sa course, on s'est servi et on se sert encore d'un moyen singulier; celui de faire du bruit avec des chaudrons ou pelles à feu. Souvent les essaims ne sont pas dupes de ce tintamarre; ils suivent leur vol au lieu de se rabattre, et on perd de cette manière beaucoup d'essaims.

Il est un moyen plus sûr pour arrêter un essaim

qui s'élève trop haut, et l'engager à se poser plus bas : c'est de lui jeter à pleine main du sable ou de la terre en poussière. Les abeilles, frappés par les grains de sable ou de poussière, s'abaissent ; l'arbre le plus propre leur paraît, dans cette circonstance, l'abri qu'elles doivent préférer à tout autre. On peut encore tirer deux ou trois coups de pistolet ou de fusil, chargés simplement à poudre : par ce moyen, on les arrête assez vite ; elles rabattent leur vol, et se reposent assez bas.

C'est assez ordinairement sur quelque branche d'arbre que se placent les essaims, et qu'ils forment une espèce de peloton. On doit toujours avoir des ruches prêtes à les recevoir ; et quand l'essaim n'est pas à une hauteur trop considérable, il est aisé de le recueillir, en plaçant une ruche au-dessus de lui, les abeilles s'y rendent d'elles-mêmes, surtout quand, avec un peu de fumée, on les oblige à quitter l'endroit où elles sont attachées ; s'il est fort élevé, on présente la ruche par-dessous, en tournant l'ouverture de son coté ; elles tombent alors par pelotons, en secouant un peu la branche ; quand elles ont de la peine à se détacher, on prend un petit balai, avec lequel on les pousse doucement dans la ruche ; celles qui tombent à terre ou qui partent, rejoignent les autres.

Quand un essaim se repose sur le gazon, sur une haie, dans le creux d'un arbre ou d'un mur, il suffit de le couvrir avec la ruche qu'on place sur deux bâtons étendus à terre, afin de ne point écraser les abeilles. Si l'essaim était posé sur une haie, il faudrait placer la ruche dessus, avoir soin d'y pousser les abeilles avec un petit balai, et avoir recours à la fumée, si elles s'obstinaient à y rester. Quand l'essaim est placé dans le creux d'un arbre ou dans le trou d'un mur, il faut le veiller jusqu'au coucher du soleil, afin de le suivre, s'il venait à s'envoler, et n'approcher de sa retraite qu'à l'entrée de la nuit. Alors on peut l'attaquer sans danger : une personne monte à l'échelle, et pourvu qu'on ait les mains garnies de bons gants, on les prend aisément. On peut encore se servir de cuillers à pots : on ramasse les abeilles par masses ou par pelotons, et on les met dans la ruche. Celles qui peuvent rester, vont le lendemain retrouver les autres; mais, pour cela, il faut laisser toute la nuit et le lendemain, la ruche au pied de l'arbre ou du mur, afin qu'elles puissent plus aisément rejoindre leurs compagnes. On couvre la ruche avec un linge mouillé, pour que la chaleur ne les excite point à sortir; après le soleil couché, on porte la ruche dans l'endroit où elle doit rester.

Il arrive quelquefois qu'un essaim se divise en plusieurs troupes, ou que plusieurs essaims partent en même temps. Alors il faut tâcher de les diviser encore en leur jetant du sable ou de la poussière, de l'eau même. Si l'on ne peut y parvenir, on place les essaims réunis dans la même ruche : la guerre, à la vérité, ne tardera pas à s'y allumer; mais elle s'y terminera par la mort d'une mère abeille, la seule qui cause la division dans la colonie, qui ne veut pas partager son gouvernement entre deux chefs.

Souvent un essaim est deux jours avant de sortir de son nouveau domicile : c'est même l'instant où il se fait le plus d'ouvrage dans une ruche. Si le tems est mauvais, que les abeilles ne puissent voyager, on doit les nourrir en leur donnant du miel, jusqu'à ce qu'il soit possible d'en aller chercher dans la campagne. Quand le tems est beau, on est dispensé de fournir à leurs besoins : ce serait une dépense superflue, qui les entretiendrait dans la paresse et l'oisiveté. La principale attention qu'il faut avoir, c'est de les empêcher d'essaimer : pour cela, on leur donne de l'air, soit en élevant les ruches de quelques lignes, si ce sont des ruches anciennes, soit en donnant des hausses aux ruches du nouveau système.

DES DIFFÉRENTES FORMES DE RUCHES.

L'importance de donner aux abeilles un logement sain, commode et agréable, qui facilite aux propriétaires le moyen de profiter sans danger pour eux comme pour elles, d'une partie de leurs provisions, nous engage à faire ici, d'après le *Cours complet d'Agriculture*, un résumé sur les différentes ruches.

Ruches faites avec des troncs d'arbres. On n'en connaît point d'autres dans plusieurs départemens, où l'on a cru sans doute se rapprocher de la nature, en imitant les abeilles qui, dans les forêts, choisissent pour logement, des arbres creusés par le tems; mais on n'a fait que rester dans l'enfance de l'art, et ces ruches sont celles qui présentent le plus d'inconvéniens sans aucun avantage. On ne peut ni les mouvoir ni les transporter, ni reconnaître dans quel état y est la cire. Si les fausses-teignes s'y sont mises, on n'a pas de moyen d'arrêter leurs ravages. On ne recueille la cire et le miel que par le haut; travail qui se fait péniblement, et qui est toujours imparfait, parce qu'on ne peut enlever qu'une partie de la provision. Enfin les abeilles, une fois établies dans ces ruches, le sont à jamais, et n'essaiment que très-rarement.

Ruches en cloches ou en cône. Plus généralement adoptées que les premières, celles-ci offrent, en effet, plus d'avantages, en ce qu'elles sont portatives, qu'il est facile, en les renversant, de connaître l'état de la cire, de les préserver des fausses-teignes, de nourrir les abeilles, de les changer de ruches, et de réunir plusieurs essaims ; mais on leur reproche de grands inconvéniens. Leur forme empêche qu'on prenne une partie seulement des provisions qu'elles renferment : il faut nécessairement enlever la totalité de la cire et du miel, d'où il résulte qu'on est forcé de recourir au *transvasement*, opération difficile, désagréable et très-funeste aux abeilles.

Ruches à hausses. Ces ruches, formées de plusieurs hausses faites en paille ou en bois, ayant chacune trois, quatre, cinq ou six pouces de hauteur, un pied de diamètre, et qu'on place les unes au-dessus des autres, ont été inventées pour éviter le transvasement, et se ménager la faculté, tant de ne prendre qu'une partie des provisions des abeilles, que de garder les essaims qui se trouvent réunis, en y ajoutant autant de hausses que les circonstances l'exigent. L'expérience y a fait remarquer toutefois des défauts que ne rachètent point les avantages qu'on y avait trouvés.

On a reconnu que si, en enlevant une hausse, on ne prend qu'une partie de la cire, très-souvent aussi l'on s'empare de toutes les provisions du miel qui existent dans la ruche, et qu'alors les abeilles sont exposées à mourir, si la saison ne leur permet plus de réparer leur perte. La séparation de la hausse supérieure ne peut d'ailleurs se faire qu'à l'aide d'un fil de fer ou d'archal, qu'on passe entre le bord inférieur de cette hausse et le bord supérieur de celle sur laquelle elle pose, et qui sert à diviser la continuité des rayons. Il arrive de là que toutes les abeilles qui les rencontrent dans le trajet du fil d'archal, sont engluées et écrasées ; que s'il y a du couvain, les vers ou les nymphes périssent dans l'opération , et que, si la reine est atteinte au passage, la ruche est perdue.

Ruches à hausses perfectionnées. Le perfectionnement de ces ruches consistent en une planche que l'on cloue sur la partie supérieure de chaque hausse , et qui forme un fond percé dans son milieu, d'une ouverture ronde ou carrée de deux ou trois pouces de diamètre. Ce fond peut s'adapter aux anciennes ruches en cloches ou en cône, qu'il suffit de couper à quatre ou six pouces de hauteur. Ces ruches à hausses, ainsi perfectionnées, sont peu coûteuses, et ont l'avantage d'offrir aux abeilles comme autant d'appartemens particuliers qu'il y a de hausses, en sorte qu'elles amassent dans chacun d'eux leur provision de cire et de miel, et qu'en séparant une hausse, séparation qui se fait par un simple mouvement en devant ou en arrière, ou de côté, on n'enlève que ce qu'elle contient, sans toucher au magasin qui est dans la ruche au-dessous de celle qu'on retire.

Ruches à la Gélieu. Ces ruches, composées de deux boîtes ayant chacune un demi-pied en carré sur un pied de haut, que l'on ferme ; l'une au côté droit, l'autre à gauche ; par une planche très-mince, percée d'un trou rond ou carré de trois pouces de diamètre , et assujétie légèrement par quelques clous d'épingles , afin de pouvoir l'ôter avec facilité, réunissent à tous les avantages des précédentes, celui de se prêter plus favorablement à la formation des essaims artificiels. Il suffit en effet, lorsqu'on veut recueillir ces essaims, de séparer les boîtes de quelques pouces, et les abeilles abandonnant d'elles-mêmes celles où il n'y a point de reine, pour se rendre dans celle qu'elle habite, on s'empare aisément de leurs provisions; mais on a remarqué que si la reine reste plusieurs années de suite dans le même côté, on ne peut le vider, que la cire et le miel y vieillissent, que les fausses teignes s'y mettent, et que le seul remède est de recourir au transvasement.

Ruches à tonneau. Ces ruches, qui ont la forme d'un tonneau posé horizontalement, sont en paille ou en osier, ou en terre cuite. On leur donne deux pieds de longueur sur un pied de diamètre. Elles sont fermées d'un côté, par un fond fixe, et percées d'une ouverture qui sert de porte aux abeilles, de l'autre par un fond mobile, qui s'avance plus ou moins dans l'intérieur de la ruche, de manière qu'on en augmente ou diminue la capacité à volonté.

L'abbé *Bien aimé*, d'Evreux, et l'abbé *Della Roca*, de Syrie, ont beaucoup vanté ces ruches. Ces éloges qu'ils leur ont donnés, sont infirmés par l'expérience, qui leur reproche, 1°. d'essaimer très-rarement; 2°. de rendre extrêmement difficile la récolte de la cire et du miel, difficulté qui provient de ce que les abeilles arrivent en foule dès que le premier rayon est détaché et de ce que la fumée qu'on a introduite dans la ruche, ne sert qu'à les chasser d'un côté pour les faire revenir de l'autre; difficulté enfin qui s'accroit encore lorsque les rayons sont posés obliquement ou transversalement, ce qui arrive assez souvent.

Ruches à livrets ou *en feuillets, de M. Huber.* Cette ruche est composée de douze petits chassis de sapin, ayant un pied en carré, et environ quinze lignes d'épaisseur ou de vide, qu'on applique verticalement et parallèlement les uns aux autres, comme les feuillets d'un livre. Les deux chassis extérieurs sont formés par deux planches en recouvrement, qui figurent la couverture d'un livre. Tous sont retenus et joints ensemble par deux cordes qui les lient fortement. Chacun d'eux est, au bas, muni dans sa partie antérieure et inférieure, d'une petite porte, qu'on peut ouvrir ou fermer à volonté pour le passage des abeilles. On supplée à la porte au moyen d'une cale qu'on met sous le chassis.

Ces ruches, très-minces, rendraient toutefois fort pénible le travail des abeilles, qui doivent construire dans chaque chassis un rayon perpendiculaire à l'horizon, et qui sont accoutumées à faire des gâteaux parallèles. Il faut donc marquer d'avance la direction suivant laquelle elles doivent construire le fondement de leur édifice. On dispose à cet effet des morceaux de gâteaux avant de les loger; on les place de manière que leur plan soit perpendiculaire à l'horizon, et que leurs deux surfaces soient des deux côtés, à trois ou quatre pouces des verres de la ruche, afin de pouvoir observer les abeilles. On réussit à maintenir ces portions de gâteaux dans chaque feuillet, en mettant un liteau mobile à une certaine distance d'une des traverses du chassis, et en l'assujétissant avec quatre chevilles qui entrent dans les montans, deux de chaque côté. Au milieu de l'espace qui se trouve entre la traverse et le liteau, on place le morceau de gâteau, qu'on fixe au moyen de huit chevilles, dont quatre entrent dans le liteau, deux de chaque côté, et quatre dans la traverse, deux également de chaque côté. Les abeilles ne tardent pas à prolonger le rayon, et suivent précisément la direction indiquée, de manière que tous les cadres renferment chacun un rayon parfaitement distinct et isolé de tous les autres.

C'est la réunion de tous les feuillets, par le moyen des charnières, qui forme la ruche, à laquelle ils donnent leur nom, et dont l'avantage est de permettre de visiter à tout instant les abeilles, de reconnaître leur état sans les troubler, et de faciliter la formation des essaims artificiels.

Les cultivateurs qui en ont fait usage, lui font cependant plusieurs reproches.

La récolte en est difficile. A-t-on ouvert un cadre, les abeilles affluent au point que, malgré la fumée, on ne peut les éloigner. Souvent les rayons sont soudés les uns aux autres ; on en trouve de courbés, ou dans une situation oblique, ce qui force à faire des déchirures, et le miel se perd et englue les abeilles.

Ces inconvéniens peuvent toutefois provenir en partie de ce que l'on ne s'est point encore bien familiarisé avec ces ruches, qui, si elles ne conviennent pas aux cultivateurs en général, sont infiniment commodes pour les amateurs et les curieux, en ce qu'elles permettent d'observer, de suivre les travaux des abeilles, et d'étudier leurs mœurs.

Ruche de M. Eloi. Cette ruche, qui a été citée avec l'éloge dans le *Dictionnaire d'Agriculture*, faisant partie de l'*Encyclopédie méthodique*, est faite en paille et à hausses, chaque hausse, excepté l'inférieure, a un fond de planches de chêne ou de sapin, qu'on perce de cinq trous d'environ cinq pouces de diamètre. On pose ce fond sur chaque hausse, qu'il déborde de quelques lignes, et on le fixe à la paille avec un fil de fer. La ruche entière se forme de cinq, six et quelquefois sept hausses, de trois à quatre pouces de hauteur, et elle est surmontée d'un fond plein et sans trous sur lequel on place une pierre,

Mais ce qui la distingue particulièrement, c'est la forme de son plateau ou tablier. Il est en bois, rond, d'environ seize pouces de diamètre, et de deux pouces d'épaisseur sur les bords. On creuse la surface sur laquelle doit poser la ruche, de manière à lui donner une forme concave, qui se termine en pente douce a une ouverture carrée, de six à sept pouces. Ainsi, tout ce qui tombe de la ruche, abeilles mortes, morceaux de gâteaux, insectes, tout est entraîné en bas, et peut être jeté dehors quand on tire le guichet qui clôt l'ouverture.

Ce guichet consiste en un cadre auquel est attachée une plaque de fer blanc battu, et percée de petits trous, à peu près comme une rape. Il entre à l'aide d'une feuillure, et s'assujétit par deux tourniquets de bois, qui tiennent au plateau au-delà de la feuillure. Le guichet étant ainsi mobile à volonté, on l'ouvre pour nettoyer la ruche, examiner son état, et donner de la nourriture aux abeilles. Est-il fermé, il est tellement adhérent que tout passage est interdit aux souris et autres animaux nuisibles.

Le plateau est terminé en devant par un rebord en forme de bec, qui fait partie des planches dont il se compose. Ce rebord doit avoir trois à quatre pouces de longueur, et former dans son milieu une rigole propre à l'écoulement de l'eau, et à servir aux abeilles de sentier pour arriver à la ruche. Cette rigole est en effet la continuation et le supplément de la porte d'entrée, qu'à l'aide d'une coulisse, on bouche à volonté. Dans toute la circonférence du plateau à deux pouces de distance du bord, on pratique une élévation d'environ six à sept lignes de largeur, et delà partent deux glacis, 1°. l'un intérieur, qui va aboutir à la plaque de fer dont nous avons parlé; 2°. l'autre extérieur, qui descend jusqu'au fond du plateau. Le premier sert au nettoiement de la ruche; la destination du second est de procurer l'écoulement de l'eau de la pluie et de la neige.

Ce plateau ou tablier contribue donc par sa forme heureuse, et sa construction bien entendue, à la propreté de la ruche, ainsi qu'à sa salubrité, et, sous ce rapport, mérite d'être accueilli par les agriculteurs.

Ruche à ruchette. On a donné ce nom à une espèce de ruche à hausses, qui figure une ruchette ou petite ruche. Elle se rapproche de celle de M. Lombard, dont nous donnerons ci-après la description; ses avantages sont d'être simple, peu coûteuse, et commode pour la récolte.

Elle est faite avec des cordons de paille, ayant pour base un cercle de bois qui règle son diamètre. Le haut est terminé par un couvercle, aussi de paille, que l'on a percé de manière à recevoir une petite ruche de même matière, mais moins haute, et d'un moindre diamètre. Cette ruchette a un couvercle de paille plein, qu'on ôte à volonté, et lorsque le moment est arrivé de recueillir la cire et le miel, elle s'enlève pour être remplacée par une autre ruchette vide.

Ruche coupée. M. Sérain, qui en est l'auteur, a voulu par une disposition particulière, perfectionner les ruches à hausses, et celles dites à la *Gélien.* Cette disposition consiste à poser les hausses ou boîtes, non au-dessus, mais les unes derrière les autres. Cette ruche est ainsi composée de plusieurs boîtes, d'un pied en carré, dont le dessus est couvert d'une planche, et qui, devant et derrière, sont percées d'une ouverture ronde ou carrée de deux ou trois pouces de diamètre, de manière que toutes les boîtes réunies offrent entr'elles une communication, et que chacune constitue une ruche à part.

L'auteur avait entrevu dans cette disposition nouvelle, l'avantage de rendre la récolte plus facile, ainsi que la formation des essaims artificiels; et l'expérience qu'il en a faite a répondu à son attente.

Ruche villageoise de M. Lombard. Laissons M. Lombard tracer lui-même, dans ses détails, les motifs qui ont déterminé le choix des matériaux de la ruche dont il est auteur, décrire la forme et l'usage de toutes ses parties, et développer les avantages que l'on en peut retirer.

L'osier ne lui a pas paru offrir aux abeilles un abri suffisant contre les ardeurs de l'été et les froidures des hivers; et les ruches qui en sont formées, sont facilement réduites en poussière, par la piqûre d'un ver nommé *artison*. Les ruches faites en planches, sont coûteuses, difficiles à construire, elles se déjettent au soleil, se déforment par l'humidité; elles s'échauffent et se refroidissent trop promptement. Il faut pour construire les unes et les autres, des ouvriers intelligens, et l'homme habitué seulement aux travaux rustiques, ne saurait former un logement commode pour les abeilles. Sachant qu'à la campagne, la première richesse est dans une économie sévère, il a cherché un genre de construction qui pût être exécuté par les cultivateurs eux-mêmes, pendant les longues soirées d'hiver, ou lorsque des froidures ou des pluies continuelles leur interdisent les travaux agricoles. Il a trouvé dans la paille, la matière la plus commune, la moins coûteuse, la plus facile à manier, et dans ses tissus, un abri suffisant contre toutes les intempéries des saisons.

« Après avoir examiné, comparé et pratiqué

différentes ruches, je suis convaincu, dit M.
Lombard, que la ruche que je propose, et que
j'ai nommée *ruche villageoise*, mérite la préférence ; en voici la description.

« La ruche villageoise est en deux parties, le
corps de la ruche A, et le couvercle qui est au-
dessus (fig. 5) Le corps de la ruche a quinze pouces d'élévation, composés de dix-sept à dix-neuf
rouleaux de paille, de neuf à dix lignes de grosseur chacun, tournés en forme de vis ou spi-
rale, liés de pouce en pouce par un lien plat,
inclinés du haut en bas de gauche à droite, ou
de droite à gauche suivant la main de l'ouvrier.

« Le diamètre intérieur de la ruche ou dans-
œuvre, est d'un pied ; le diamètre, l'épaisseur
des rouleaux comprise, est de quatorze pouces.

« Le haut de la ruche, à fleur ou au niveau
du dernier rouleau, est fermé par un plancher,
CC, fait avec des rouleaux de paille, de cinq à
six lignes de grosseur, liés circulairement, au
milieu duquel on laisse une ouverture d'environ
un pouce de diamètre.

« Sur les bords circulaires du plancher, il y
a dix fentes, dont cinq de trois à quatre pouces
de longueur, sur cinq à six lignes d'ouverture ;
et cinq autres moins grandes.

« Sous le plancher, traverse une baguette
plate de quatre lignes d'épaisseur, sur huit lignes de largeur, saillante de dix-huit lignes (D D.)
Elle sert, d'un côté, à soulever la ruche avec les
deux mains, et de l'autre, donne la facilité d'attacher le couvercle sur la ruche, ce couvercle
ayant également une baguette en saillie, qui
correspond à celle de la ruche, comme on le
voit dans la figure.

« Au bas de la ruche, sont deux ouvertures
opposées, d'environ deux pouces de longueur
chacune, sur six lignes de hauteur, dont une ap-

parente; l'autre est ordinairement fermée, et ne sert que lorsqu'on retourne la ruche, comme nous le dirons.

« On voit le plancher détaché et vu de face. (figure 6).

« Les trois premiers rouleaux du couvercle faisant environ trois pouces, sont du même diamètre que celui de la ruche, le quatrième rouleau rentre insensiblement, ainsi que les suivans, de manière qu'il est bombé dans son élévation, qui est d'environ cinq pouces. Au sommet, on laisse une ouverture de quinze a dix-huit lignes de diamètre, pour y placer le manche E, d'un pied de longueur, diminuant insensiblement dans sa hauteur apparente, qui n'est que de dix pouces. Le surplus se trouve fixé dans le couvercle, par deux baguettes croisées, comme on le voit figure 7. Comme on s'est aperçu qu'une de ces ruches avait été mouillée intérieurement par l'eau de la pluie et qui avait suivi la pente du manche E, on a remédié à cet inconvénient en faisant un peu moins grosse la partie du manche qui entre dans le couvercle ; cela opère un petit recouvrement de quelques lignes, qui pose sur le sommet du couvercle, et empêche la pluie d'y pénétrer.

« La base du couvercle, à la distance d'environ huit lignes des bords, est traversée par une baguette moins forte que celle de la ruche, et saillante des deux côtés, d'environ un pouce (FF). On a indiqué l'usage plus haut.

« On met dans l'intérieur de la ruche, deux ou trois baguettes ; on les place à environ trois pouces l'une au-dessus de l'autre, et on les croise pour soutenir les rayons de cire et de miel. Il faut qu'elles soient saillantes de quelques lignes d'un bout, afin de pouvoir les retirer avec des tenailles, lorsqu'il s'agira de dépouiller la ruche.

Outre les ruches de quinze pouces de haut, destinées pour les premiers et les gros essaims, il en faut de même diamètre, mais d'un pied d'élévation, pour les essaims faibles, ou qui ne viennent qu'après le 10 ou le 15 juin.

« *Du tablier de la ruche.* On nomme tablier, la planche, la pierre, ou le plâtre coulé, sur lequel pose la ruche (fig. 5 G). Comme la pierre ou le plâtre sont trop chauds en été, et trop froids en hiver, on doit préférer le bois. Le meilleur tablier est un morceau de planche de chêne, de deux pouces d'épaisseur, coupé en octogone, de dix pouces de longueur sur quinze de largeur. S'il est d'une seule pièce, il sera moins sujet à travailler; s'il est en deux parties, il faudra qu'elles soient bien jointes, au moyen d'une bonne rainure et de deux forts clous. De chaque côté du tablier, et dans son épaisseur, on met, si l'on veut des tire - fonds à vis (fig. 5, HH). Pour plus de solidité contre les vents, on clouera les tabliers sur leurs pieux.

« *Des pieux* ou *supports du tablier.* Les pieux ou supports sur lesquels pose le tablier, sont nécessaires pour l'hiver, afin de garantir les ruches de l'humidité et de la fraîcheur de la terre ; ils doivent être d'environ deux pieds et demi de longueur, et de trois pouces en carré. Ils seront enfoncés en terre de dix - huit pouces, afin que la ruche soit à un pied d'élévation. Les pieux seront mis en triangle, comme ils sont tracés sur la fig. 5, de manière que le tablier puisse déborder de tous côtés de trois à quatre pouces, afin que les souris et mulots, qui ne peuvent marcher renversés, ne puissent monter sur le tablier pendant l'hiver, tems où les abeilles, sans vigueur ou engourdies, ne pourraient se défendre, si ces animaux s'introduisaient dans la ruche.

Du pourget ou *enduit*. Avec une spatule de bois, on mêle deux parties de bouse de vache avec une de cendres de lessive ou autre. Pour bien faire ce mélange, on y ajoute un peu d'eau ordinaire, ou mieux, de l'eau de chaux, si l'on en a.

« On nomme cet enduit *pourget*; on s'en sert pour enduire extérieurement et bien uniment les ruches et leur couvercle, afin de les préserver des injures du tems. On s'en sert aussi pour luter les ruches sur les tabliers, et les couvercles sur les ruches. »

CALENDRIER

OU TRAVAUX ANNUELS DU
CONSERVATEUR DES ABEILLES.

Extrait de l'ouvrage intitulé :

La Ruche pyramidale, par M. Ducouëdic.

JANVIER. *L'abeiller*, ou conservateur d'abeilles, doit visiter ses ruches et les peser pour connaître la consommation que ses abeilles ont faites, et venir à leur secours s'il est nécessaire. S'il se trouve des peuplades péries, il retirera le panier de dessus le tablier, et le paquetera dans un linge sec et propre, pour le mettre à l'abri des insectes nuisibles, et pouvoir, au printemps, s'en servir pour recevoir l'essaim d'une nouvelle peuplade, ou espérer le rétablissement de la ruche par l'éclosement des œufs restés dans les alvéoles au retour de l'été, en exposant le panier au soleil, ainsi qu'il sera expliqué plus particulièrement à l'article du mois de juin.

FÉVRIER. Le cultivateur abeiller doit, dans ce mois, avoir la même attention pour les ruches que dans le mois précédent. Il les pèse de nouveau pour connaître la consommation des alimens, et venir au secours des peuplades qui peuvent en avoir besoin ; il enlève les paniers de celles péries, et les tient en réserve de la manière précédemment expliquée à l'article du mois de janvier. Souvent il y a quelques beaux jours en février qui provoqueraient la sortie de ces insectes, mais l'abeiller prudent ne doit pas encore la permettre.

MARS. Dans les derniers jours de ce mois, le conservateur d'abeilles examinera ses ruches ; il les pesera pour connaître la consommation et le besoin de venir au secours de ces insectes; il enlevera les ruches dont les peuplades ont péri depuis la visite du mois de février, pour les conserver et s'en servir au retour de l'été. Dans la ruche pyramidale, 2.me édition, on annonce que c'est à cette époque qu'on doit passer le troisième panier pour la formation de la ruche pyramidale. Cette époque ainsi précisée, est sans doute bien déterminée pour les pays méridionaux, et même pour ceux de l'est et de l'ouest de la France ; mais on peut différer à passer le troisième panier jusqu'aux derniers jours d'avril dans les pays du nord, du nord-est et du nord-ouest du Royaume, surtout dans les années où l'intempérie de l'hiver paraît devoir se prolonger dans le printemps. Les abeilles ne pourraient que se trouver mieux de ce délai, qu'on ne propose ici que d'après de nouvelles épreuves faites avec bien de l'attention et des succès. En effet, lorsque la lune de mars s'écoule presqu'entièrement dans le mois d'avril, il est bien rare que le temps soit propice à la sortie des abeilles dans le nord, nord-est et nord-ouest de la France; ainsi, le cas arrivant, il est préférable de retenir ces insectes dans leurs ruches, et de ne pas encore leur donner une liberté qui les porterait à s'exposer au grand air, et qui causerait le plus grand préjudice à la peuplade.

Avril. Dans la ruche pyramidale, en généralisant à la fin de ce mois l'époque où l'on doit passer les second et troisième paniers aux ruches d'abeilles (les écossaises et les pyramidales), on n'a pas assez réfléchi sur l'apreté de la saison dans les pays du nord, du nordest et du nord-ouest de la France. Il me semble aujourd'hui après de nouvelles épreuves, que la fin d'avril est le vrai temps, dans ces contrées de donner la liberté à ces insectes. Alors tout est en végétation dans la nature, et les abeilles peuvent commencer à butiner et se procurer les sucs et les essences qui conviennent à leur nourriture et à leurs travaux. Au reste, le cultivateur de ces insectes précieux doit encore peser ses ruches, continuer de venir au secours de celles qui en ont besoin, et enlever les paniers des peuplades qui ont péri dans le cours du mois, afin de les conserver, ainsi qu'on l'a déjà observé, pour les nouveaux essaims, ou le rétablissement des ruches, au retour du soleil dans le solstice d'été.

Mai. Voici le temps où les abeilles commencent à donner des essaims dans les trois quarts des provinces de la France. On doit alors avoir beaucoup d'attention pour garder les ruches et ne pas perdre d'essaims. Pour cela il faut constamment une personne auprès du rucher. Elle peut d'ailleurs s'occuper à sarcler dans les alentours, ou à d'autres ouvrages qui ne lui fassent pas cependant perdre de vue les ruches et leurs essaims. Lorsqu'une ruche essaime, on recommande dans la pyramidale de recevoir l'essaim dans un panier écossais, et dont on couvre le trou du fond avec un linge que l'on coud, afin que les abeilles n'en puissent sortir que lorsqu'il sera nécessaire. Le soir, lorsqu'elles sont toutes ramassées, et qu'on a placé le panier sur le tablier où la peuplade doit être fixée, on couvre le panier écossais dans lequel est le nouvel essaim d'un panier rempli au quart, ou au tiers, ou à moitié, de gâteaux de cire restés après une peuplade périe, suivant la force de l'essaim. On enlève le linge qui ferme le trou du fond du panier écossais, et tout aussitôt les abeilles de l'essaim s'empressent de s'emparer du panier où sont les gâteaux de cire ; elles s'y établissent, le nettoient, et elles y travaillent ; on enlève le panier écossais. Bientôt la chaleur des mouches dans ce nouvel établissement, et celle de l'atmosphère, feront éclore les œufs restés dans les alvéoles ; bientôt ce panier sera rempli de cire et de couvain, et cette peuplade, qui ne tardera pas à essaimer elle-même, pourra recevoir un second panier, ce qui formera une ruche écossaise très-forte, et en état de passer le restant de l'été, l'automne et l'hiver. Le bienfait de cette découverte n'est pas encore assez connu ; il est du plus grand avantage dans la culture de ces précieux insectes. Dans l'usage ordinaire on détruit les gâteaux des ruches dont les peuplades sont péries, aussitôt qu'on s'aperçoit que les abeilles sont mortes, et on perd le couvain avec le fruit qu'on pouvait obtenir de cette heureuse découverte. Si cette ruche écossaise fournit elle-même un essaim dans les mois suivans, ce qui peut arriver, on aura soin de le ramasser, mais on ne fera pas encore de cette ruche écossaise une ruche pyramidale. On doit attendre le retour du printemps suivant, et ne pas suivre les impulsions d'une cupidité qui ferait tout perdre, ou qui éloignerait des jouissances pour avoir trop desiré. C'est une observation qui n'a pas été faite suffisamment dans l'ouvrage sur la pyramidale. Plusieurs cultivateurs, faute de cette instruction, ont formé des pyramidales avec trop de précipitation, et, au lieu d'avancer, ils ont reculé leurs intérêts.

Juin. Mêmes soins que dans le mois précédent ; mais le solstice d'été arrive toujours avec le printems, et dans la *ruche pyramidale* on enseigne la manière de profiter de ce temps, pour le rétablissement des ruches dont les peuplades ont péri en automne, en hiver ou au printemps, et dont les paniers sont aux deux tiers, aux trois quarts ou entièrement remplis de gâteaux de cire. C'est encore une heureuse découverte ; mais il paraît que les temps où l'on pourrait obtenir les mêmes résultats n'ont pas été suffisamment observés. Il est incontestable aujourd'hui, après de nouvelles épreuves que l'éclosement des œufs de tous les insectes ailés ovipares, commence dès quinze jours avant le solstice d'été, et qu'il continue d'en éclore même pendant les jours caniculaires, si la température de l'atmosphère n'est pas toujours humide.

Juillet. Mêmes soins que dans le mois de juin ; mais principalement dans l'ouest et le nord-ouest de la France, où l'on cultive le sarrasin, dont la fleur est recherchée de ces insectes, qui travaillent beaucoup alors ; et c'est même la grande saison des essaims dans ces contrées. On convertit en ruches écossaises les ruches simples qui donnent des essaims que l'on reçoit à la manière observée à l'article du mois de juin. Si le temps est propice et pour peu qu'il y ait de chaleur, c'est le grand moment de l'éclosement des œufs restés dans les alvéoles des gâteaux de ruches dont les peuplades ont péri ; et comme on fait passer les essaims de juin et de juillet dans des paniers où ils ont trouvé des ouvrages avancés , on n'est point étonné de leurs progrès , ni de la précocité de leurs essaims , que les écossaises peuvent donner si le tems est favorable. Les fleurs de sarrasin se prolongent souvent jusqu'en septembre , et on a beaucoup d'essaims pendant la canicule dans le nord-ouest, où cette plante est particulièrement cultivée. La méthode d'introduire les nouveaux essaims dans des paniers déjà remplis de gâteaux , doit nécessairement provoquer l'éclosement des œufs dans ces paniers , et la multiplication des essaims. Ainsi encore l'éclosement des œufs dans les paniers, pleins aux deux tiers, aux trois quarts , ou en totalité, pendant les jours caniculaires, peut n'avoir rien d'étonnant, cependant la grande saison est celle du solstice d'été.

Aout. C'est dans ce mois que finissent les jours caniculaires, et que les abeilles cessent d'essaimer , le plus ordinairement, dans l'ouest et le nord-ouest de la France, quoiqu'il arrive encore quelques essaims en septembre. L'éclosement des œufs par l'action de la chaleur du soleil est entièrement passé , mais ces précieux insectes ne discontinuent pas de butiner, et même long-temps après les jours caniculaires. Leurs travaux ne cessent pas pendant que les sarrasins sont en fleurs , et quelquefois on en voit encore à la mi-septembre. Cependant les essaims de la fin d'août et ceux de septembre, sont trop tardifs pour se soutenir seuls. Il faut les marier avec les premiers essaims du printemps qui ne sont pas encore en ruches écossaises, ou même avec des ruches écossaises à défaut de ruches simples ; la ruche en devient plus forte en peuple : les travaux redoublent ; et il n'y a de perte que celle de la plus faible des deux reines, qui périt toujours à cet arrangement. Cette manière, présentée dans la ruche pyramidale, est du plus grand intérêt dans cette culture.

SEPTEMBRE. Dans les derniers jours du mois, on nettoie les tabliers des ruches d'abeilles, et on laisse ces insectes jouir des derniers beaux jours qui leur restent. On diminue l'entrée des paniers sur les tabliers, pour les mettre plus en état de se défendre des papillons de nuit, qui cherchent à s'introduire dans les ruches pour y déposer leurs pontes, et des guêpes, dont la voracité semble augmenter aux approches de l'automne et de la mauvaise saison.

OCTOBRE. Voici le moment de la vendange de la cire et des miels, dans le système et d'après les découvertes et les épreuves annoncées dans les ruches pyramidales. Les derniers jours d'octobre, ou les premiers de novembre, par un temps sec, à la chûte du jour et à l'entrée d'une nuit calme, par une pleine lune, ou lorsque cet astre est à la fin d'un premier quartier, on enlève le premier panier de la ruche pyramidale. Afin de n'être pas incom-

modé des abeilles, et de ne pas les déranger
elles-mêmes, il faut trois hommes pour l'opération. On bouche la sortie sur le tablier de
la ruche, et l'un des trois hommes lie solidement les deux paniers inférieurs; le second
enlève prestement, en tirant vers lui, le panier
supérieur, et le troisième tient d'une main un
bondon de bois qu'il applique aussi prestement
sur le trou du fond du panier découvert, et
de l'autre main il garnit de mortier ce bondon
de manière à ce qu'aucune mouche ne puisse
sortir par le trou du fond de ce panier, qui
devient le panier supérieur de la ruche, réduite à l'état de ruche écossaise. On dégage
l'ouverture sur le tablier que l'on a bouchée
en commençant l'opération. Si le panier enlevé
est sans mouches, c'est qu'il est sans couvain
et sans reine. Toute la peuplade est dans les
paniers restés sur le tablier. On peut de suite
disposer de celui enlevé, et le porter hors du
rucher. On passe à une autre ruche, et l'on
opère de la même manière, et ainsi de suite
pour chaque ruche pyramidale. Mais aussi, si
le fond du panier d'où l'on détache le supérieur
et l'ouverture de celui-ci ont beaucoup de
mouches, c'est qu'il y a encore du couvain
dans le panier supérieur enlevé, et que la
reine mère n'est pas encore fixée à demeure
stable dans le panier inférieur. Il faut s'empresser de remettre le tout à sa place; la récolte
est remise à l'année suivante. Il arrive quelquefois que la reine descend, et que tout son cou-

vain est éclos pendant l'hyver aux approches du printemps ; et c'est ce qui fait présumer, ainsi que je l'ai précédemment observé, qu'il serait plus avantageux de convertir la ruche écossaise en pyramidale à la fin d'avril plutôt qu'au commencemement de mars, parce qu'à cette époque on pourra trouver le panier supérieur en état d'être enlevé (*voyez les articles des mois de mars et avril précédens.*)

NOVEMBRE. A la fin de ce mois et au mois de DÉCEMBRE, on pèse les ruches d'abeilles. On connaît la consommation de ces insectes précieux, on vient à leur secours s'il est nécessaire. On enlève les ruches dont les peuplades sont mortes, pour les conserver et s'en servir ainsi qu'il est détaillé dans les articles des autres mois.

F I N.

TABLE.

DU BÉLIER, DE LA BREBIS, DU MOUTON ET DE L'AGNEAU, page 53

Des maladies de ces animaux, 58

FIN DE LA TABLE.

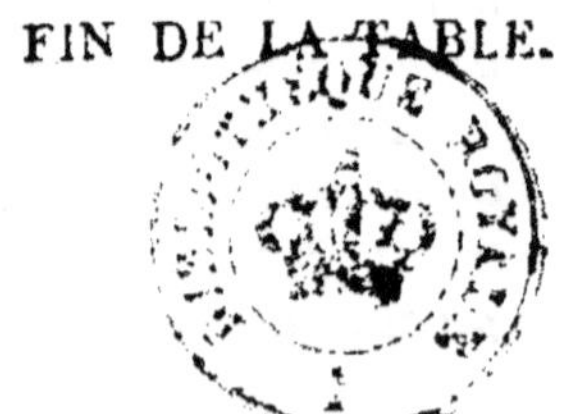

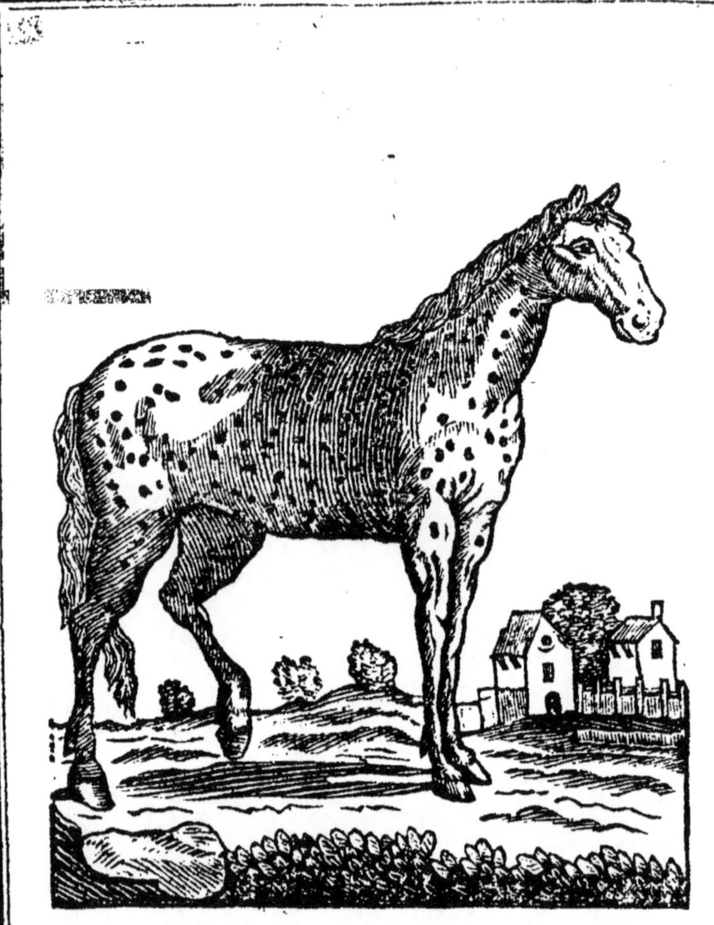

LE CHEVAL AU VERT.

www.ingramcontent.com/pod-product-compliance
Lightning Source LLC
LaVergne TN
LVHW020255110925
820763LV00037B/1762